ESSAI

SUR LES

HÉMORRHAGIES

INTRA-OCULAIRES

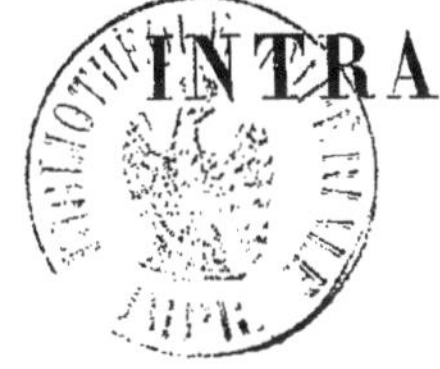

PAR

Le Dr A.-M. DANTHON

ancien Interne en médecine des hôpitaux de Paris.

PARIS

ADRIEN DELAHAYE LIBRAIRE-ÉDITEUR

PLACE DE L'ÉCOLE DE MÉDECINE, 23

1864

ESSAI

SUR

LES HÉMORRHAGIES

INTRA-OCULAIRES

DÉFINITION, DIVISION.

Le mot *hémophthalmie* ou *hemophthalmos* sert à désigner l'épanchement sanguin, intra-oculaire considéré en général. Le siége n'est pas toujours le même, et cette différence entraîne des modifications dans les symptômes, la marche, le pronostic, d'où la nécessité de diviser l'hémophthalmie en plusieurs groupes. Elle prend le nom d'*hyphema*, quand elle occupe la chambre antérieure, d'*apoplexie*, quand elle est dans le segment postérieur de l'œil. L'apoplexie est un terme générique, employé pour caractériser les épanchements qui siégent dans le corps vitré, sous la choroïde et la rétine ou dans ces membranes. Aussi étudierons-nous successivement les apoplexies de la rétine, de la choroïde, du corps vitré et les décollement de ces deux membranes.

L'hyphema, désigné par les anciens sous le nom de υποσφαγμα, *sugillatio*, suffusion sanguine, a été connu de tout temps. Il n'en est pas de même de l'hémophthalmie profonde, qui était décrite dans la vaste classe des amauroses, puisqu'il n'existe aucun signe extérieur pouvant faire reconnaître l'altération. On savait déjà depuis longtemps qu'elle pouvait se présenter ; elle avait été trouvée dans des autopsies, mais le diagnostic en était impossible sur le vivant. Il fallait la belle découverte d'Helmhotz pour faire avancer la science sur ce point ; car, dit Von Ammon, elle permet de faire de l'anatomie sur le vivant. On put alors constater que beaucoup d'amauroses étaient dues à l'hémophthalmie ; non-seulement on put établir l'existence de l'épanchement, mais encore en étudier la marche et les diverses transformations, bien que tous les points ne soient pas encore suffisamment éclaircis. La maladie a été décrite au début en Allemagne par Graefe, Liebreich, Jaeger : depuis elle l'a été en France ; nous citerons parmi les descriptions les plus remarquables, celles qui se trouvent dans la traduction française de Mackensie, par Warlemont et Testelin ; dans l'ouvrage de M. Desmarres, l'*Iconographie* de M. Sichel, etc., les leçons de M. Follin.

On consultera en outre pour l'hémophthamie : Carron du Villards, *Considérations pratiques sur les épanchements de sang dans l'œil* (*Annales d'occulistiques*, t. I, p. 157); Dixon : *De l'épanchement de sang dans le corps vitré* (*Annales d'occulistique*, t. XXXI, p. 228); M. Velpeau : *Pronostic de l'hémophthalmie* (*Union médicale*, 1855, p. 182); Metaxas (*Thèse de Paris*, 1861); Crescendio de Boves : *De l'apoplexie de la rétine* (*Thèse de Paris*, 1862); un grand nombre d'observations de Graefe, Arlt, Heyman, Donders, White. Cooper, Hulke, Galenszowski, etc., éparses dans les différents recueils périodiques : *Annales d'occulistique, Archiv für ophthalmologie*, etc. Nous signalerons encore les *Royal London Ophthalmic hospital's Reports*, et plusieurs mémoires de Pagenstescher, publiés sous le titre de : *Observations cliniques recueillies à l'hôpital de Wiesbaden*.

Nous avons eu l'intention, dans notre travail, de rattacher l'hémophthalmie à la pathologie ordinaire, en l'étudiant surtout au point de vue étiologique, en démontrant que presque toutes les causes qui déterminent les hémorrhagies des autres régions agissent de la même façon sur l'œil. Pour nous, l'hémophthalmie n'est pas une entité morbide, mais un symptôme dépendant soit d'un accident, soit d'un trouble local ou général de l'économie. Cette étude est très-importante au point de vue du traitement et du pronostic, car souvent l'on pourra arriver à un résultat favorable, quand on aura trouvé et combattu l'influence génératrice de la maladie. Nous passerons donc en revue successivement les causes de l'hémophthalmie, ses symptômes différents avec le siége, et son traitement.

ÉTIOLOGIE.

Nous avons dit déjà que l'hémophthalmie naissait sous l'influence des mêmes causes que les autres hémorrhagies, nous avons pu réunir un certain nombre de faits qui le démontrent. Il n'en est pas moins vrai que ces faits ne sont pas très-nombreux, car l'étude de la cause a été négligée par beaucoup d'observateurs, qui ne la mentionnent que d'une façon très-vague. Il y a des cas dans lesquels nous croyons à la présence d'un épanchement de sang dans l'œil, mais jusqu'à ce jour, il n'y a pas eu d'observation précise : aussi les passons-nous sous silence. Il est préférable de laisser des *desiderata* que d'y substituer de vaines hypothèses. Pour nous, la perte subite de la vue, sans autre symptôme, est due presque constamment à une apoplexie rétinienne ou choroïdienne.

Nous verrons que les mêmes causes peuvent déterminer une hémorrhagie dans un point ou dans un autre indifféremment, que peu d'entre elles ont un siège d'élection : aussi avons-nous fait l'étiologie commune. Sans cela il nous eût fallu étudier successivement l'étiologie de l'hyphema, de l'apoplexie rétinienne, etc., ce qui nous aurait exposé à des redites incessantes.

Comme classification des causes, nous emploierons celle de M. Monneret ; mais, tout en étant complète, elle ne peut néanmoins satisfaire complétement l'esprit, car il y a des causes complexes : par exemple une femme enceinte vomit et devient aveugle, la cécité est-elle due uniquement au vomissement ou en même temps à l'altération du sang par chloro-anémie ?... De semblables difficultés se rencoutrent à chaque instant dans cette étude étiologique.

Nous étudierons successivement les hémophthalmies suivant quelles sont :

1º Traumatiques ou chirurgicales.
2º Par lésion des solides ,
3º Par lésion des liquides,
4º Par trouble dynamique.

HÉMORRHAGIES TRAUMATIQUES OU CHIRURGICALES.

Contusion.

La contusion de l'œil est un accident fréquent, aussi voit-on souvent des épanchements sanguins traumatiques. Ceux de la chambre antérieure sont bien connus ; ils se produisent à la suite de chute sur l'œil, de coups de poing, de choc par un bâton, une pierre, etc. Ils sont dus à une lésion de l'iris, déchirures, décollement. M. White Cooper (1) en a signalé une variété, à la suite de la déchirure du cercle pupillaire, variété intéressante en ce qu'elle est accompagnée de symptômes pouvant faire croire à une lésion des parties profondes, par suite de la mydriase. L'examen à l'ophthalmoscope et les lunettes sténopéiques ne permettent pas l'erreur.

Les altérations des parties profondes ne sont bien connues que depuis l'étude ophthalmoscopique. Elles ne se traduisent en effet par aucun changement apparent à l'extérieur. Elles peuvent atteindre isolément chacune des deux membranes, choroïde ou rétine, ou bien les déchirer toutes deux en même temps. M. Galeszowski (2) a publié une observation de décollement de la rétine, déterminé par un coup de pierre.

M. Meyer m'a communiqué l'observation suivante :

Mme P....., 36 ans, a reçu le 15 janvier un coup de poing sur l'œil droit : immédiatement la vision a été abolie de ce côté. Elle se présente le 28 janvier, et l'on constate ce qui suit : aspect extérieur normal, pupille dilatée et très-paresseuse.

---

(1) *Annales d'occulistique*, t, XXXIV, p. 246.
(2)   *Id.*   t. XLIX, p. 165.

Le champ visuel mesuré à 18 pouces de distance est couvert dans sa partie centrale d'un brouillard épais : à la périphérie la malade compte les doigts et lit le n° 16 de Jæger. A l'ophthalmoscope on reconnaît que les milieux ont leur transparence normale, et que la rétine présente un épanchement sanguin assez large dans la région de la macula (traitement antiphlogistique). Le 15 avril, il reste une ligne blanchâtre irrégulière, due peut-être à une déchirure rétinienne et entourée de plusieurs taches jaunâtres, restes de l'épanchement. Vision améliorée, la malade lit à la périphérie le n° 5 de Jæger, mais l'obscurcissement central persiste, quoique considérablement diminué.

J'ai vu un fait analogue chez M. Desmarres.

D..... (M.). couturière, rue du Bouloy, 16, se présente à la Clinique, pour se faire traiter d'une amblyopie due à un coup de poing qu'elle a reçu la veille sur l'œil droit. Elle est d'une bonne constitution, mais l'œil atteint est malade depuis longtemps, car on constate l'amincissement de la sclérotique et un commencement d'hydrophthalmie.

A l'examen, on trouve une hémorrhagie intra-oculaire très-abondante : flocons dans le corps vitré ; plaque rouge étendue dans la partie supérieure de la pupille (image renversée). A côté une large plaque blanche qui indique une infiltration séreuse secondaire. La pupille est pâle, un peu voilée du côté de l'épanchement ; les vaisseaux ont leur volume normal, excepté ceux qui se rendent du côté de l'épanchement ; ils sont filiformes et contiennent à peine du sang. Ils sont placés sur le même niveau que l'épanchement qui les masque dans une partie de leur trajet. — Traitement antiphlogistique, compresses froides, glace, purgatifs.

Au bout de deux mois, on constate une amélioration considérable ; cependant la vue est encore affaiblie ; la malade lit le n° 6 de Jæger, sans pouvoir le faire longtemps. La tache rouge a disparu, remplacée par une tache blanche.

Il est plus fréquent de voir des désordres qui ne permettent pas de reconnaître la source du sang et qui accompagnent l'hyphema. Le fond de l'œil est rempli de sang, comme dans le cas suivant, recueilli dans le service de M. Cusco.

R..... (Louis), 36 ans, cordonnier, est tombé, il y a quatre jours, sur le bord d'un trottoir. C'est l'œil gauche qui a été blessé. Voici l'état le 4 mai : Chémosis sanguin très-développé ; plaie de la conjonctive à la partie inférieure ; globe de l'œil avec son volume normal ; paupières tuméfiées. La chambre antérieure est remplie de sang, ce qui donne à la cornée une teinte rouge brique. Vision nulle, un peu de céphalalgie. Glace sur l'œil Le gonflement externe diminue, et la résorption du sang se fait : le 10 on distingue une large déchirure de l'iris à la partie supérieure et interne ; la pupille est dégagée, mais la vision est presque nulle. Le malade distingue à peine la main passée devant ses yeux. Le 18, il n'y a plus de sang dans la chambre, on aperçoit alors plus nettement à travers la déchirure irienne une teinte rouge due à la présence du sang dans l'humeur vitrée. L'œil alors commence à diminuer de consistance, bien que l'on n'aperçoive dans la cornée ni dans l'iris de trace d'inflammation : douleurs sourdes dans l'œil et la région sus-orbitaire, surtout la nuit. Le 12 mai, le malade sort. L'atrophie a augmenté et la vision reste abolie.

Quand la contusion agit avec une grande intensité, elle peut amener la déchirure de la sclérotique ou de la cornée. La sclérotique se rompant, la conjonctive résiste dans quelques cas et empêche l'issue du corps vitré : la vision alors peut se rétablir, si le sang n'est pas épanché en quantité trop considérable. Mais, du moment où le corps vitré s'échappe à l'extérieur, il est remplacé par du sang, la vision est perdue. On trouve à l'autopsie des yeux vidés de cette façon. Une altération encore peu étudiée, mais néanmoins fréquente, c'est le décollement choroïdien ; nous retrouverons la même altération dans les hémorrhagies par diminution de pression intra-oculaire.

Voici deux observations, l'une de White Cooper, l'autre recueillie par mon collègue H. Thomas :

C..... (James), 12 ans, fut blessé, à l'âge de 6 ans, à l'œil gauche, perte de sa vue, douleurs revenant de temps à autre ; sept jours avant son entrée, contusion par une pomme de terre lancée sur l'œil ; rupture et écoulement de sang.

Accidents graves ; œil gonflé ; cornée disparue remplacée par une masse d'un brun jaunâtre donnant lieu à un écoulement sanieux.

Plus tard, amélioration ; dégonflement, cependant plusieurs chirurgiens croient à une altération de mauvaise nature. On enlève la partie antérieure du globe, quitte à aller plus loin, s'il le faut ; il s'écoule peu de sang, le fond est rempli par une masse résistante, sans trace de cristallin ni de corps vitré. Quelques portions de la tumeur présentent un aspect fibrineux et des cristaux d'hématine ; il n'y a pas de structure cellulaire, pas plus de trace d'un état morbide de nature maligne ; l'œil semble rempli des débris d'un gros caillot.

Après l'opération, soulagement ; plus de douleur ; la plaie parfaitement cicatrisée le dixième jour (White Cooper).

J..... (César), cultivateur, âgé de 62 ans, est entré, le 3 juin 1864, salle Saint-Napoléon, n° 31, service de M. Cusco ; tempérament robuste ; jamais de maladie des yeux ; presbytie depuis quelque temps.

Le 24 mai, en jouant avec un camarade, il a les deux yeux crevés; celui-ci l'a frappé avec l'index et le médius de la main droite tenus écartés. Douleur instantanée très-vive, écoulement de sang abondant des deux côtés, perte complète de la vue. — Application de 8 sangsues.

A son entrée, on constate : *œil droit*. Déchirure de la sclérotique en haut et en dehors; iris déchiré à sa grande circonférence; pupille artificielle triangulaire obstruée en totalité par un caillot; plus d'hyphema; inflammation conjonctivale légère. *OEil gauche*. Déchirure de la cornée en bas en dehors; chambre antérieure obstruée par des caillots et des dépôts plastiques. Le malade ne peut dire si son cristallin est sorti; cet œil est complétement perdu, tandis que l'œil droit conserve encore quelques sensations lumineuses. Pas de douleurs ni de réaction. — Eau froide, repos.

Le 24, l'épanchement à droite se résorbe, le malade voit les objets sans pouvoir les distinguer, la chambre antérieure est plus transparente. L'œil gauche s'atrophie.

7 juillet. On peut encore reconnaître la plaie scléroticale du côté droit. La pupille artificielle est rétrécie et régularisée; la pupille naturelle, que l'on reconnaissait facilement à l'entrée du malade, est fermée par des fausses membranes; la vue est un peu plus nette, l'examen ophthalmoscopique. L'ophthalmoscope ne permet pas d'éclairer le fond de l'œil. Quant à l'œil gauche, l'atrophie est complète et la plaie cicatrisée.

Le 17. Le malade, examiné avec les verres convexes, lit au moyen du n° 2 $\frac{1}{2}$ les gros caractères, (15 de Jæger), avec un peu d'hésitation cependant. On se demande si le cristallin est sorti ou s'il ne serait pas luxé dans le corps vitré.

Le malade sort avec la promesse de revenir, car il y aura probablement lieu de lui faire l'iridectomie. L'œil droit a conservé sa forme et sa dureté normales.

Hémophthalmies par contre-coup.

Les chirurgiens ont eu souvent l'occasion de voir des hyphemas à la suite de plaies ou de contusions péri-orbitaires, le globe de l'œil n'ayant nullement été atteint par la cause vulnérante. M. Velpeau l'a vu à la suite de chutes ou de coups sur la tête ou la face; M. Heyfelder à la suite de chutes sur les pieds ou les fesses. L'épanchement, accompagné ou non de déchirures de l'œil, est la conséquence d'une commotion oculaire.

L'amaurose, qui se produit dans les mêmes circonstances, a donné lieu au contraire à des opinions très-divergentes. Pour Beer, elle était due à une lésion des branches de la cinquième paire; pour

Boyer, à une altération cérébrale. L'opinion de Beer était contredite par beaucoup de faits dans lesquels il n'y avait pas de lésion nerveuse, dans les simples contusions par exemple. Celle de Boyer s'appuyait sur des faits plus précis et justifiés souvent par l'autopsie où l'on trouvait de la contusion, des épanchements dans le crâne, etc. ; mais il restait des cas où on ne trouvait pas la moindre trace de désordres encéphaliques. Aussi Tyrrel, Mackensie, Heyfelder songèrent-ils à une altération des membranes par commotion. Les auteurs du *Compendium* adoptèrent cette idée, M. Denonvilliers ayant vu, en 1848, à l'hôpital Saint-Antoine, l'amaurose survenir deux fois consécutivement à une chute sur l'épaule. On se rapprochait donc de plus en plus de la vérité. Mais il fallait la découverte d'Helmhotz, pour étudier les altérations sur le vivant. Aujourd'hui les faits sont nombreux dans lesquels on a constaté des désordres de la choroïde, de la rétine ou même des deux membranes, ne se traduisant que par des troubles visuels.

Von Ammon est le seul qui ait fait une autopsie dans un cas de ce genre. Un soldat s'était suicidé en déchargeant dans sa bouche un mousquet plein d'eau. Outre les lésions des parties circonvoisines, il existait dans un œil un très-léger épanchement de sang entre la choroïde et la sclérotique, et sur un point la choroïde offrait une rupture cunéiforme, sans solution de la sclérotique ni de la rétine dans le point correspondant.

M. Metaxas rapporte dans sa thèse (Paris, 1861) deux cas de décollements traumatiques de la rétine : dans l'un, la tête avait été prise entre une roue de voiture et un mur ; dans l'autre, il y avait eu chute sur l'occiput.

Warthon Jones raconte l'histoire d'un officier qui, en Crimée, fut frappé d'un éclat d'obus à la tempe et se releva aveugle du côté atteint. L'œil du côté opposé n'avait rien ressenti. A l'ophthalmoscope, il aperçut une déchirure transversale de la choroïde et de la rétine.

Au mois de décembre 1863, j'ai vu à la clinique de M. Desmarres, un cantonnier âgé de 45 ans, qui s'était aperçu d'une diminution considérable de la vue de l'œil gauche, après être tombé sur la région temporale. L'accident datait d'une semaine. A l'ophthalmoscope on constatait des hémorrhagies multiples de la rétine près de la macula. La vision périphérique était conservée, mais le malade ne pouvait lire que le n° 15 de Jæger. Trait. antiphlogistique.— Sangsues à la tempe, eau de Sedlitz. Au bout de quinze jours, amélioration considérable, le malade lit le n° 66 de Jæger, les taches ont beaucoup pâli et sont devenues blanches sur quelques points. Le malade n'est pas revenu à la clinique.

Les hémorrhagies, avons-nous dit plus haut, déterminent l'amaurose, sans qu'il soit besoin d'altérations cérébrales. Ces deux lésions peuvent coexister. M. Cusco m'a dit avoir trouvé une apoplexie rétinienne à l'autopsie d'un individu mort d'une fracture de la base du crâne.

Nous mettrons à côté de ces faits l'hyphema, déterminé par l'application du forceps.

M. Jules Meunier, interne distingué des hôpitaux, en a observé un cas à l'hôpital Beaujon.

L'enfant présentait une petite plaie à la tempe gauche, des ecchymoses sous-conjonctivales légères et du sang plein la chambre de l'œil du même côté. La résorption s'en fit rapidement, le troisième jour il n'en restait pas de traces.

C'est à la même cause, croyons-nous, que sont dues certaines amauroses congénitales dont parle Mackensie et qui s'améliorent dans l'espace de quelques semaines à quelques mois. Souvent il y a eu des désordres traumatiques, des épanchements des membranes. Elles peuvent être aussi, comme nous le verrons, le résultat d'un séjour prolongé de l'enfant au détroit supérieur.

Hémophthalmie par plaie de l'œil.

Les blessures de l'iris par un instrument piquant, tranchant ou par la pénétration d'un corps étranger se compliquent facilement d'un hyphema. Nous en avons observé un, l'an dernier, dans le service de notre excellent maître, M. Velpeau.

Le nommé Desrues, mécanicien, entre le 24 janvier à la Charité, salle Sainte-Vierge, n° 27. Le matin, en travaillant, il se fait sauter dans l'œil un petit éclat de fonte. Douleur vive, vision complétement abolie.

Le 25. A la visite, on constate une petite plaie près de la cornée, dans l'angle interne de l'œil gauche. Chémosis. La chambre est remplie de sang, ce qui donne une teinte d'un rouge uniforme à la cornée; la vision est nulle. — Application de 15 sangsues à la tempe.

Le 26. Mieux très-accusé : le malade peut distinguer les gros objets, la partie supérieure de la pupille étant devenue libre.

Le 31. Vision beaucoup meilleure, plus de douleurs; le sang a complétement disparu. Le malade sort.

Cet accident est souvent produit par le chirurgien, dans les opérations où la chambre antérieure est le siége de manœuvres : dans la paracentèse, l'opération de la pupille artificielle, de la cataracte par extraction ou par abaissement. Dans toutes les opérations de pupille artificielle, du sang s'écoule dans la chambre, surtout dans l'irido-dialyse et dans l'iridectomie. Pour la paracentèse et la cataracte, c'est au contraire un fait exceptionnel, imputable le plus souvent à la maladresse du chirurgien. Nous devons dire, cependant, que, dans l'extraction, l'iris vient quelquefois se présenter au tranchant du couteau, et dans ce cas, il vaut mieux en faire la section que de retirer l'instrument, car c'est en somme un accident de peu d'importance.

Les piqûres du segment postérieur de l'œil n'ont généralement pas d'inconvénient quand on agit avec un instrument très-fin, aiguille à cataracte par exemple, à moins qu'on ne lèse une des artères ciliaires longues. Si le volume est plus considérable, il se fera des épanchements sous les membranes et dans le corps vitré. Il est possible que la choroïde soit seule atteinte. J'ai vu un cas de ce genre à la clinique de M. Desmarres, en décembre 1863.

Un jeune homme de 18 ans se présente pour se faire traiter : Il y a huit jours, en jouant dans un atelier avec un de ses camarades, il s'est amusé à simuler un duel avec des épées de combat : la pointe l'a atteint à la partie interne et inférieure de l'œil gauche. Aussitôt la vue a été altérée : il ne voit plus la partie supérieure des objets qui lui paraissent rompus. On constate l'existence d'une petite plaie de la conjonctive, le reste de l'œil paraît normal. Cependant les phosphènes nasal et jugal manquent, ce qui fait diagnostiquer un décollement rétinien. A l'ophthalmoscope, rétine flottante dans sa moitié inférieure et couverte d'ecchymoses.

Nous trouvons dans la thèse de M. Metaxas (1) un fait du même genre, mais il n'est pas dit si le décollement fut immédiat ou bien consécutif à l'inflammation, de sorte que l'on peut douter que ce fut un décollement sanguin. Il n'en est pas de même, dans un cas rapporté par Graefe (2), où l'énucléation fut faite au bout de sept semaines, pour mettre un terme aux accidents déterminés par une irido-choroïde purulente. La blessure avait été produite par des ciseaux lancés dans l'œil : il y avait une plaie perforante de la sclérotique, et un décollement rétinien complet, consécutif à une hémorrhagie choroïdienne.

Dans les plaies par instrument tranchant, quand il n'y a pas de lésion de la rétine, la choroïde verse à l'extérieur une quantité assez considérable de sang ; en même temps il se fait un décollement rétinien. Mais si la section est complète, le corps vitré tend à s'échapper, et s'il en sort une certaine quantité, il est remplacé par du sang.

Nous ne nous occupons, à propos des plaies, que de ce qui a trait directement à notre sujet. Aussi ne ferons-nous que mentionner les accidents plus ou moins graves qui peuvent augmenter le danger et les inconvénients des plaies : tels sont par exemple le ramollissement du corps vitré, la blessure du cristallin, etc. Ce sont des complications totalement étrangères à l'hémophthalmie.

Nous dirons peu de chose des plaies par armes à feu : il y a là une complication due à la présence dans l'œil d'un corps étranger, (grains de plomb, fragments de capsule), qui empêche souvent à elle seule la guérison. On a vu, rarement il est vrai, la vision détruite sans lésion extérieure. Lawrence (3) a vu l'amaurose occasionnée par un seul grain de plomb qui glissa obliquement sur la sclérotique, sans la traverser. Mackensie attribue le même danger au vent d'une balle. Quand des accidents semblables se représenteront, on trou-

---

(1) Thèse de Paris, p. 45, 1861.
(2) *Archiv. für ophthalmologie*, t. VI, 2e partie, p. 145.
(3) *Lancet*, vol. IX, p. 851, 1826.

vera probablement à l'ophthalmoscope une lésion des membranes. Il est à peu près certain que la sclérotique se comporte comme le fait la peau dans des circonstances analogues : elle résiste, tandis que les parties sous-jacentes sont broyées. On ne croit plus aujourd'hui au vent du boulet: on a toujours trouvé des désordres graves des tissus placés sous une peau saine.

<hr>

HÉMORRHAGIE PAR DIMINUTION DE LA PRESSION INTRA-OCULAIRE.

Nous allons étudier l'hémorrhagie dans les opérations qui déterminent une diminution de la pression. Elle se produit très-probablement aussi sous l'influence des larges plaies avec évacuation brusque d'une partie des humeurs de l'œil; mais là il est impossible de faire la part de ce qui revient à l'agent vulnérant et de ce qui dépend de la diminution de pression. Dans les opérations, ces deux faits sont isolés, attendu que l'hémorrhagie constituant d'ordinaire une complication fâcheuse, le chirurgien met tous ses soins à l'éviter.

L'évacuation de l'humeur aqueuse, pratiquée sur des yeux depuis longtemps enflammés, quand les vaisseaux se sont dilatés et sont devenus variqueux, donne lieu à un suintement de sang sur la surface antérieure de l'iris. Il faut, aussitôt que l'on s'en aperçoit, fermer l'œil et exercer une légère compression. On se gardera bien de chercher à évacuer cette collection, qui se reproduirait immédiatement avec des dangers plus grands de désorganisation de l'œil. M. Spérino (1), qui essaye de faire une panacée de l'évacuation de l'humeur aqueuse en l'employant indifféremment dans toutes les affections intra-oculaires, ne partage pas ces craintes. Il conseille la continuation du traitement, qui ne présente, dit-il, aucun danger,

______

(1) *Études cliniques sur l'évacuation répétée de l'humeur aqueuse dans les maladies de l'œil;* Paris, 1862.

pourvu que l'on fasse écouler le liquide lentement. Il ne parle en effet que de quelques accidents sans gravité qu'il a pu observer parmi plusieurs milliers de malades. Nous l'estimons très-heureux s'il n'a éprouvé aucun de ces échecs graves dont nous allons faire l'étude à propos de l'opération de la cataracte par.extraction ; mais nous ne croyons pas prudent de l'imiter.

Tout le monde sait quelle large application Graefe a faite de l'iridectomie aux augmentations de la pression intra-oculaire (glaucome) ainsi qu'aux iritis et aux choroïdites. Mais, dans son mémoire à l'Institut (1), il insiste beaucoup sur les précautions à prendre pour éviter l'hémorrhagie : il faut presser légèrement l'œil avec le doigt, laisser couler l'humeur aqueuse avec lenteur, puis appliquer un bandage compressif.

Malgré cela, aussitôt que le fond de l'œil a recouvré un peu de sa transparence, on observe souvent des lésions des membranes : ce sont des ecchymoses rétiniennes et choroïdiennes. Les rétiniennes sont arrondies, ce qui les distingue des épanchements en forme de stries ou de bandes que l'on voit dans la rétinite apoplectiforme (apoplexie rétinienne). Les choroïdiennes sont plus fréquentes : elles siégent dans la région équatoriale et se restreignent souvent à cette partie, de sorte qu'il faut de l'attention pour les découvrir, et à l'ophthalmoscope, regarder dans l'œil très-obliquement. Elles existent exclusivement sur le trajet des veines, surtout aux endroits où celles-ci s'anastomosent pour former des troncs plus considérables : elles ressemblent aux hémorrhagies par hyperémie mécanique. Ces ecchymoses constituent une complication de minime importance ; car elles mettent une semaine au plus à disparaître, dans la chloroïde, celles de la rétine disparaissent en moins de quinze jours.

Il nous reste à faire l'étude d'une forme d'hémorrhagie beaucoup plus grave, en ce qu'elle détermine d'ordinaire la perte de l'œil, accompagnée d'accidents inquiétants. Elle peut se produire après la

---

(1) *De l'Iridectomie dans le glaucôme,* 1860.

paracentèse et l'iridectomie; mais elle est plus fréquente après l'opération de cataracte par extraction, et celle du staphylome par ablation du segment antérieur de l'œil. Nous prendrons comme type celle qui suit l'extraction; car les phénomènes en ont été étudiés avec plus de soin : le mode de production était identique.

Cet accident est à peine mentionné par les classiques : Mackensie ne lui consacre que quelques lignes. Il est plus fréquent qu'on ne serait porté à le croire : Riveaud-Landraud, de Lyon, sur une statistique de 2,000 extractions, l'a vu survenir 7 fois. Les observations publiées sont rares, peut-être à cause de la tendance à faire connaître plutôt les succès que les revers. Cependant on en trouve un certain nombre dans les auteurs : Wenzel (1), Tartra (2), en parlent. Le cas de Wenzel eut lieu chez un cataracté glaucomateux; dans celui de Tartra l'hémorrhagie fut considérable, le sang jaillit à une distance de 3 pouces et semblait venir de l'iris. M. Desmarres en cite 2 observations; Deval, Warthon, Jones, chacun une; White Cooper (3), Rivaud-Landraud (4), l'ont décrit sous le nom d'*apoplexie intra-oculaire* et en ont fait une étude assez circonstanciée, dont les données leur étaient fournies par les faits qu'ils avaient eu sous les yeux.

Nous en citerons deux très-remarquables, appartenant le premier à White Cooper, le second à Riveaud-Landraud.

Le 2 novembre 1858, dit White Cooper, je pratique par incision supérieure l'extraction d'une cataracte sur l'œil droit de Mme R....., de 85 ans. Cette dame, quoique d'un âge aussi avancé, est une femme maigre et active, jouissant d'une excellente santé, et, à part cette circonstance qu'elle avait dans ces derniers temps beaucoup pleuré par suite de chagrins domestiques, il n'y avait absolument rien qui pût contre-indiquer l'opération. Les yeux se montraient parfaitement sains. L'opération s'exécuta facilement; on n'employa aucune violence pour extraire le

---

(1) *Traité de l'Opération de la cataracte*, p. 127. Paris, 1782.
(2) Thèse de concours; Paris, 1812.
(3) *Annales d'oculistique*, t. XXXVIII, p. 170; t. XL, p. 181.
(4)   *Id.*   t. XL, p. 129.

cristallin et il ne s'échappa pas une seule goutte d'humeur vitrée. Tout marcha parfaitement les trois premiers jours, il ne survint ni douleur, ni gonflement de la paupière supérieure, et j'espérais une prompte convalescence.

Dans la soirée du 5 novembre, je causais avec cette dame qui me disait n'éprouver aucune douleur; elle vint à se moucher et s'écria immédiatement : «Quelle douleur dans mon œil! Elle se porte en arrière jusque dans mon cerveau! oh! c'est une véritable torture!»On ne voyait absolument rien, et je crus à une attaque de spasme des muscles de l'œil; mais la douleur alla en s'aggravant en dépit de l'emploi de fomentations chaudes, et, au bout de cinq minutes, du sang sortit d'entre les paupières; la plaie était si solidement cicatrisée, qu'il fallut cet espace de temps après la rupture du vaisseau pour qu'elle cédât et se rouvrît. Je vis alors saillir graduellement d'entre les paupières une masse sanglante constituée évidemment par l'hyaloïde remplie de sang; je la retranchai et reconnus qu'une portion de la rétine y adhérait; l'écoulement du sang, qui était foncé et d'apparence veineuse, n'était pas considérable; mais, nonobstant l'application de la glace, ce liquide continua à sourdre pendant trente-six heures; il y eut de fortes nausées et un grand malaise, et je fus sérieusement alarmé pour la vie de mon opérée; mais j'ai la satisfaction de pouvoir dire qu'elle va maintenant bien, le globe oculaire est distendu par un caillot, mais il est survenu peu de suppuration et l'œil s'atrophiera probablement.

En mars 1841, Riveaud-Landraud pratiqua l'extraction sur l'œil gauche de la femme Deslandes, de Mézignac, âgée de 64 ans, atteinte de cataracte lenticulaire complète.

D'un tempérament sanguin très-accentué, sujette depuis l'âge critique à des maux de tête fréquents; cette malade, bien longtemps avant de s'être aperçue de sa cataracte, était fatiguée par un trouble de la vision accompagné de photopsie, symptômes qui dénotaient un état congestif probable des membranes du fond de l'œil, ayant précédé l'opacité du cristallin.

L'examen de l'œil, avant l'opération, ne me fit découvrir qu'une difficulté assez grande dans la contraction de la pupille.

La perception de la lumière, nette encore, et la perte absolue du second œil, à la suite d'une lésion traumatique, décidèrent l'opération.

La manœuvre opératoire fut simple et sans complication. Seulement, après la sortie de la lentille cristalline, il s'écoula une certaine quantité d'humeur vitrée ; ce qui tient probablement à la liquéfaction de ce corps, par suite d'un synchisis très-avancé.

Huit à dix heures après l'opération, la malade fut réveillée par une douleur sus-orbitaire violente, accompagnée d'hémorrhagie intra-oculaire assez considérable pour imprégner tous les linges de l'appareil et couler encore le long de ses joues.

En examinant l'œil, je trouve la paupière supérieure gonflée, les chambres remplies d'un sang noirâtre qui suintait lentement à travers les lèvres de l'incision faite à la cornée. Je pratiquai une forte saignée du bras, je fis appliquer de l'eau très-froide sur l'œil, et je conseillai à la malade de tenir son œil dans une immobilité complète.

Au bout de deux heures à peu près, le sang était arrêté. Il avait coulé cinq heures durant.

La phlegmasie consécutive fut minime, le sang épanché à l'intérieur de l'œil se résorba peu à peu. L'œil resta légèrement atrophié et réduit à un moignon, des deux tiers du volume normal, qui conserva toujours sa teinte rougeâtre.

M. Dolbeau a bien voulu nous communiquer l'observation suivante :

Cataracte lenticulaire dure de l'œil droit, extraction par la kératotomie supérieure, hémorrhagie abondante, inflammation consécutive, atrophie du globe de l'œil. — Le nommé H....., journalier, âgé de 43 ans, est entré salle Saint-Augustin, n° 14, dans le service de M. Dolbeau, à l'hôpital Saint-Louis, en août 1862. Cet homme est d'une bonne santé, il a perdu la vue de l'œil droit, lentement, sans cause connue. L'œil gauche est sain, sa vision est normale. Il vient pour se faire opérer. L'examen de l'œil droit permet de constater les particularités suivantes : l'œil a son volume et sa forme normales ; les paupières sont saines, la consistance est peut-être un peu moindre que du côté opposé. L'iris est sain, ses contractions sont normales, mais le champ pupillaire est occupé par l'opacité du cristallin. La cataracte est d'un gris-jaune, surtout vers le centre de la lentille ; elle est peu volumineuse et présente tous les caractères de la cataracte dure. Mais, outre la cataracte, à la périphérie de la pupille il y a une teinte verdâtre du fond de l'œil. M. Dolbeau engage le malade à s'abstenir de toute opération, parce que l'œil gauche est très-bon ; cependant le malade insistant pour être débarrassé de cette tache qui lui altère la physionomie, M. Delbeau pratique la kératotomie supérieure avec beaucoup de prudence, la teinte verte du fond de l'œil et sa diminution de consistance lui faisant craindre l'évacuation du corps vitré : la pupille avait du reste été modérément dilatée. L'opération fut très-simple, le cristallin sortit sans issue du corps vitré. La pupille parut libre, l'iris n'avait point souffert, et le malade déclara voir les doigts du chirurgien. M. Dolbeau procède au pansement : il applique des bandelettes de taffetas d'Angleterre, le bandage allait être terminé quand le malade tout à coup éprouve une douleur très-vive dans le globe de l'œil. On enlève les bandelettes, on s'aperçoit que l'œil est rempli de sang, qui écarte les lèvres de l'incision et coule abondamment sur la joue. Cette hémorrhagie est combattue de suite par des lotions froides, mais elle persiste et entraine bientôt une menace de syncope. La glace fut appliquée et, au bout de quatre heures, l'hémorrhagie s'arrêta.

Les jours suivants, il y eut une légère inflammation, puis la suppuration s'empara de l'œil qui se vida lentement de son contenu. Trois semaines plus tard l'œil est réduit à un moignon. Rien dans l'opération ne peut expliquer cet accident singulier. Quant à la source de l'hémorrhagie, il est difficile de l'indiquer. Cependant il est certain que le sang ne venait pas de l'iris et qu'il était fourni par le fond de l'œil. Le lendemain de l'opération nous avons pensé que la rétine était décollée et que le sang avait été la cause de ce changement de place de la membrane nerveuse, ce qui fait que, sans rien affirmer, nous serions disposé à admettre que le sang venait des vaisseaux de la choroïde.

Un fait analogue a eu lieu cette année-ci à la Clinique de M. A. Desmarres: Chez un malade, dont l'œil paraissait sain, les posphènes étaient conservés et la vue permettait encore de distinguer le passage de la main devant les yeux. L'opération pratiquée par la kératotomie supérieure ne présenta rien de remarquable; il n'y eut pas d'issue du corps vitré. Un quart d'heure après, le malade étant déjà couché, fut pris de douleurs violentes, le sang parut à l'extérieur et coula avec intensité pendant plusieurs heures. A la suite il survint de l'inflammation et de l'atrophie de l'œil.

A quelle cause doit-on rapporter cet accident? Les auteurs sont loin d'être d'accord. White Cooper pense qu'il y a dans l'œil une stase veineuse et que cet accident se présentera surtout chez les goutteux ; mais chez ses malades il a signalé une augmentation de la dureté de l'œil, ce qui nous porte à croire qu'il y avait là une altération de l'organe (irido-choroïdite, glaucome). Pour M. Riveaud-Landraud, un antécédent forcé de l'hémorrhagie, c'est l'évacuation plus ou moins considérable de l'humeur vitrée pendant l'opération. Cette évacuation vient encore augmenter la diminution de pression intra-oculaire ; mais il est étonnant qu'un accident aussi fréquent ne soit pas plus souvent suivi d'hémorrhagie. Un autre objection capitale à cette opinion, c'est qu'il y a eu des faits d'hémorrhagie sans qu'il y ait eu préalablement la moindre sortie de l'humeur vitrée.

Pour nous, la cause déterminante est la diminution de pression ;

mais il faut qu'elle soit accompagnée d'une cause prédisposante pour que la rupture vasculaire ait lieu. En effet l'accident est fréquent dans les opérations par extraction de cataracte glaucomateuse; l'irido-choroïdite ne doit pas être sans influence : dans le cas de M. Dolbeau, l'œil cataracté était un peu plus mou que l'autre. Après l'opération, quand les vaisseaux dilatés variqueux ont résisté, il suffira d'un mouvement brusque du malade, d'un éternuement pour que le sang coule. C'est ce qui se présente dans quelques cas dans lesquels l'hémorrhagie ne s'est produite que plusieurs heures ou même plusieurs jours après l'extraction. Nous voyons donc la diminution de pression jouer le rôle tantôt de cause déterminante, tantôt de cause prédisposante, qui se surajoute à une altération locale.

Cette altération, pour nous, siége dans la choroïde qui est le point de départ constant de l'hémorrhagie. On ne peut attribuer celle-ci, comme le faisaient les anciens, à une rupture de l'artère centrale de la rétine; il serait impossible à une aussi petite artère de fournir une aussi grande quantité de sang. Les autopsies faites par Hulke ont démontré que c'est à la face externe de la choroïde décollée d'avec la sclérotique que l'on trouve les désordres expliquant l'accident. Voici la description d'un cas qu'il a vu à Moorfields, après une opération faite par Bowman. « Le globe oculaire était en partie affaissé; mais il était plutôt dur que mou. La plus grande partie de la rétine recouverte de sang coagulé est engagée dans la plaie de la cornée; la choroïde est largement séparée de la sclérotique par un gros caillot qui refoule la première de ces membranes vers l'axe de l'œil, et les nerfs ciliaires sont enfouis dans la couche superficielle du caillot. Le petit espace qui reste au centre de la cavité oculaire est traversé par un lambeau de la rétine, qui unit la papille au reste de cette membrane engagée dans la plaie de la cornée. Ces altérations semblent ne laisser aucun doute sur le fait que les vaisseaux externes de la choroïde sont la source de l'hémorrhagie; elles expliquent aussi la façon dont l'humeur vitrée et la rétine sont expulsées de l'œil.

Bader donne des détails identiques sur l'altération d'un œil excisé, après une opération de cataracte, à cause du même accident.

Dans l'iridectomie, on a rarement signalé cette forme d'hémorrhagie. Nous ne connaissons qu'un fait de Bowman. Chez un malade atteint d'un double glaucome, l'iridectomie, pratiquée d'après la méthode de Graefe, amena une double hémorrhagie. Les yeux, extirpés six semaines après, présentaient les mêmes altérations que nous avons signalées, c'est-à-dire le décollement choroïdien.

Si l'iridectomie est une cause rare d'hémorrhagie, il n'en est pas de même de l'opération du staphylôme, par ablation du segment antérieur de l'œil, surtout quand il y a des déformations de la sclérotique, indice d'une altération de la choroïde ; cet accident est même tellement fréquent, que M. Desmarres a cru utile de modifier le procédé opératoire de la manière suivante : au lieu d'enfoncer directement le couteau, on traverse d'abord la tumeur avec un fil, pour avoir un écoulement graduel de l'humeur aqueuse. Il cite, à ce propos, une observation qui démontre bien l'importance de la modification (tome II, page 357).

Une jeune fille de 18 ans était atteinte d'un staphylôme conique considérable, compliqué d'hydrophthalmie. Je songeai tout d'abord à exciser la cornée en entier. Je traversai la tumeur d'un fil et donnai issue lentement à l'humeur aqueuse, dans la crainte d'une hémorrhagie. Cette précaution ne fut pas inutile : car, aussitôt que l'œil fut affaissé, la jeune fille se plaignit d'une douleur excessive, dans le fond de l'orbite, les sourcils, les branches de la cinquième paire, et tout aussitôt au lieu de continuer à s'affaisser l'œil reprit le volume qu'il avait perdu pour un instant. Une hémorrhagie venait de se faire à la surface de la choroïde, et quelques gouttes de sang s'échappant par la double petite ouverture faite par l'aiguille ne laissèrent plus de doute. Je retirai rapidement le fil, fermai les paupières et recommandai des applications d'eau glacée, l'hémorrhagie fut ainsi à coup sûr arrêtée. Le lendemain l'œil était dans de bonnes conditions, et, vers le cinquième jour, je pratiquai une ponction dans la sclérotique, à la partie inférieure et externe de l'œil qui donna issue à un peu de sang noir, puis j'introduisis une mèche dans le globe oculaire afin de l'enflammer. Les choses marchèrent régulièrement. Tous les deux jours, j'ouvrais la plaie avec un stylet. Peu à peu l'œil s'affaissa complétement et, depuis sept ou huit mois, la malade porte un œil artificiel qui cache entièrement sa difformité.

Dans l'hémophthalmie, après l'opération du staphylôme, on observe identiquement les mêmes symptômes, les mêmes altérations anatomiques qu'après l'opération de la cataracte : le mécanisme et la cause sont donc les mêmes dans les deux cas.

Mais il ne faudrait pas croire que le sang se fasse jour constamment à l'extérieur : il est des cas qui se présenteront plus fréquemment à l'observation, quand l'attention aura été éveillée sur ce sujet, dans lesquels le malade éprouve, après l'opération, les mêmes tendances hémorrhagiques ; mais tout se borne au décollement choroïdien. Nous avons vu un cas de ce genre.

Un jeune homme de 25 ans se présente en décembre 1863 pour se faire opérer d'une cirsophthalmie de l'œil gauche. Quelques instants après l'opération, il éprouve tout à coup une douleur violente au front. M. Desmarres nous annonce une hémorrhagie intra-oculaire et fait exercer une compression. Rien ne paraît à l'extérieur, mais le malade n'en eut pas moins le lendemain un phlegmon de l'œil.

Pour le reste de l'étude de cette forme d'hémorrhagie, voyez décollement choroïdien.

- - -

HÉMOPHTHALMIE PAR MALADIE DES SOLIDES.

Lésion de l'appareil circulatoire.

Dans les maladies du cœur, il n'est pas rare de voir la vue se perdre subitement, et de trouver des apoplexies intra-oculaires, d'autres fois la marche est plus lente et les accidents vont en progressant, jusqu'à amener la cécité complète. Les malades sont atteints d'ordinaire de lésions des orifices ; nous ne croyons pas que l'hypertrophie simple ait une aussi grande influence. La circulation de l'œil est entravée comme celle des autres organes, il se fait une stase sanguine, une dilatation veineuse aussi manifeste dans la choroïde que dans la rétine, par suite les veines perdent leur élasticité et se rompent. Les membranes s'infiltrent, puis spontanément ou sous l'influence d'une cause de peu d'importance, il se fait une rupture vasculaire.

Il en est de même de toutes les causes qui peuvent exercer une compression sur la veine cave supérieure, les jugulaires (goître, kyste, etc.). Quand la compression agit avec rapidité comme dans la strangulation, on trouve souvent des épanchements; Carron du Villards l'a vu 3 fois chez des pendus. Il est probable que c'est de cette façon que devint amaurotique un meunier dont parle Langenbeck : il avait été terrassé par un voleur qui lui avait tordu sa cravate (1).

L'amaurose congénitale peut d'ordinaire être rapportée à cette cause, quand il n'y a pas de vice de conformation. D'Ammon et Carron du Villards ont trouvé l'humeur vitrée et les membranes colorées en rouge chez les enfants dont la tête est restée longtemps enclavée au détroit supérieur, ou qui ont le cordon enroulé autour du cou.

Les altérations encéphaliques sont intéressantes à étudier au point de vue qui nous occupe. Dans la méningite, MM. Bouchut et Desmarres (2) ont signalé des hémorrhagies rétiniennes avec gonflement énorme des veines; faut-il les attribuer à une augmentation de l'afflux sanguin, à un obstacle mécanique, à la compression des sinus caverneux par l'encéphale augmenté de volume, ou à leur oblitération par des caillots? M. Heyman, de Dresde (3), a publié une observation remarquable d'hémorrhagies rétiniennes dans un cas de méningo-encéphalite à marche chronique.

A. P....., servante, âgée de 23 ans, souffrait depuis quelque temps de violents maux de tête qui l'empêchaient de faire son service : les fonctions se faisaient régulièrement, sauf la menstruation. La douleur de tête survenait surtout la nuit sous forme de névralgie: la malade présentait un léger strabisme divergent de l'œil gauche, dont elle ne s'était pas aperçue; la vue était bonne, il n'y avait pas de diplopie. Ses douleurs de tête s'aggravèrent; il survint des vomissements et des vertiges avec tendance à la flexion du côté gauche du corps : langue sèche et brune, constipation, pouls petit, d'une fréquence moyenne (60 à 70). Les pupilles

---

(1) Mackensie, t. II, p. 798.
(2) *Gazette des Hôpitaux,* p. 225-469; 1862.
(3) *Annales d'oculistique,* p. 328; 1863.

réagissaient moins bien à la lumière; on examina les yeux à l'ophthalmoscope, et l'on constata une stase veineuse marquée de la rétine : les artères avaient gardé leur calibre, mais elles présentaient sur leur trajet de petites ondulations. Les contours de la pupille s'étaient effacés : à sa surface existaient de nombreux vaisseaux adventifs très-fins. Au-dessous de la tache jaune existait à gauche une ecchymose bleuâtre; de plus petites ecchymoses du même genre existaient en plusieurs points de la rétine: toutes ces ecchymoses avaient des contours très-tranchés. L'autre œil présentait à peu près les mêmes phénomènes que son congénère; la papille dans les yeux était entièrement libre d'ecchymoses. La malade commença à se plaindre d'un voile qui s'étendait sur la vue des deux côtés. Les ecchymoses augmentèrent en nombre à la périphérie de la rétine: la déviation de l'œil gauche devint plus forte, et la malade finit par succomber.

A l'autopsie on trouva les os de la voûte du crâne rugueux, épaissis à leur surface interne : la dure-mère fortement injectée, les caractères de la méningo-encéphalite, les ventricules latéraux remplis d'une sérosité claire; troisième ventricule fortement dilatée. Dans l'hémisphère droit du cervelet une cavité parfaitement close, près du bord postérieur de laquelle existait une tumeur sarcomateuse de la grosseur d'une cerise. Le chiasma était légèrement ramolli; le nerf optique n'avait pas subi d'altération. Les deux yeux ouverts par une section passant par l'équateur du bulbe, l'un étant frais, l'autre ayant durci dans l'acide chromique, on put reconnaître que les hémorrhagies rétiniennes avaient encore fait des progrès pendant les huit derniers jours de la vie: la rétine était devenue grisâtre, elle s'était épaissie, ses adhérences à la choroïde et au corps vitré étaient restées normales. L'examen microscopique fit reconnaître les faits suivants: sur toutes les préparations la couche ganglionnaire apparaissait comme le point de départ des hémorrhagies. La pression du sang avait agi sur la rétine dans le sens des fibres rayonnées, et les différentes couches de la membrane nerveuse avaient dû lui opposer une résistance variable. L'étendue en surface des hémorrhagies étaient proportionnelle à leur profondeur jusqu'à un certain point. L'hémorrhagie ne s'était nulle part frayée un passage à travers la membrane limitante.

Les tumeurs de l'encéphale peuvent être également en relation avec cet accident. Turck [1] a publié une observation d'hémorrhagie rétinienne double due à cette cause. Graefe [2] a eu l'occasion d'en

---

[1] *Gazette médicale de Vienne,* 1863.
[2] *Comptes rendus de la Société de Biologie,* p. 151 ; 1860.

voir plusieurs cas; dans tous, l'altération était limitée à la papille.
Mais, pour lui, les épanchements rétiniens, dans les maladies crâ-
niennes, ne sont pas toujours dus à un obstacle mécanique au cours
du sang, il y aurait souvent, dans les cas d'inflammation cérébrale, une
névrite descendante, dans laquelle la papille et le nerf seraient altérés : on la reconnaîtrait facilement, en ce que la rétine présenterait
en outre des plaques ou des points blancs caractéristiques de l'inflammation.

Troubles de l'appareil circulatoire.

La respiration a une influence bien certaine sur la circulation du
fond de l'œil. M. Follin a vu les veines, distendues pendant l'inspi-
ration, se vider pendant l'expiration. Aussi, quand la respiration sera
gênée par une altération du parenchyme pulmonaire, ou abolie totalement ou en partie comme dans l'asphyxie, nous ne serions pas
étonné qu'on trouvât des épanchements sanguins. Malheureusement
jusqu'ici cette étude n'a pas été faite. M. Sichel (1) cependant dit
avoir vu, à la suite de pneumonie ou d'affections dans lesquelles une
partie du parenchyme pulmonaire est devenu imperméable, des
amauroses qu'il attribue à une apoplexie oculaire. Mais, dans le cas
de pneumonie, comme la cécité survient surtout pendant la convalescence, il nous est impossible de dire si ce trouble-là ne dépend
pas plutôt d'une altération du sang produite par la maladie même et
son traitement, surtout quand celui-ci a été sérieusement antiphlogistique.

L'effort mérite une étude spéciale. Il nous paraît inutile de le
décrire en lui-même, tout le monde sait qu'il a pour résultat la
suspension des mouvements respiratoires et par suite une stase du
sang qui ne circule plus aussi facilement dans le poumon. Aussi voit-
on la face rougir, les yeux devenir brillants, etc., cette congestion
disparaît rapidement : mais quand elle est très-énergique, elle

______

(1) *Gazette des hôpitaux,* p. 254 ; 1861.

amène des ruptures vasculaires. Elle peut donc agir comme cause déterminante de l'apoplexie, mais le plus souvent l'effort n'est qu'un adjuvant, car le malade présentait antérieurement des conditions favorables à l'hémophthalmie, altération du sang, maladie locale (désorganisation de l'œil, etc).

Nous l'étudierons dans les différents actes auquel il est nécessaire. L'action de lever de pesants fardeaux, l'accouchement, le vomissement, la défécation, la toux, etc.

Mackensie (1) a vu un homme avec un hyphema dû à ce qu'il avait travaillé très-fort pendant trois jours. Richter cite un homme devenu aveugle pendant qu'il montait un lourd fardeau. Les exercices violents, course, natation, etc., ont la même action. Smucker, Wardrop parlent de soldats devenant aveugles tout d'un coup, après avoir éprouvé de grandes fatigues. Quoique l'examen ophthalmoscopique manque, nous sommes très-disposé à admettre ces faits, que confirment les autopsies de Carron du Villards, sur des animaux morts forcés. Il a trouvé non-seulement des épanchements choroïdiens, mais une teinte rouge du corps vitré. Relativement à l'interprétation, nous nous sentons plus disposé à les attribuer à une altération du sang qu'à un simple trouble dans la circulation ; chez les animaux morts forcés, le sang s'altère et les chairs se putréfient avec une grande rapidité.

L'accouchement, surtout chez les primipares, est une cause prédisposante. Le Dr Churchill en a cité des observations (2). L'action de l'effort dans la production de cette lésion est favorisée par la chloro-anémie, si fréquente chez les femmes enceintes, ou bien encore par l'albuminurie. Il en est de même des vomissements répétés que l'on observe souvent chez elles dans le cours de la grossesse. Le vomissement à lui seul peut suffire quand il est violent, dans le mal de mer par exemple.

M. Follin parle d'un malade atteint d'apoplexie rétinienne pendant une traversée de France en Angleterre.

---

(1) T. II, p. 255.
(2) *Arch. gén. de méd.*, 5e série, t. V, 1855.

La constipation prédispose aux apoplexies de deux façons, d'abord par sa tendance à s'accompagner de congestion cérébrale, puis par les efforts qu'elle nécessite.

Les ecchymoses de la conjonctive, sous la dépendance de la toux, sont fréquentes dans le croup, la coqueluche. Jusqu'à présent, nous ne connaissons qu'un fait d'apoplexie intra-oculaire rapporté par Dugas, de New-York (1).

Une petite fille âgée de 6 ans, avait la coqueluche : pendant un paroxysme, la violence de la toux a été telle, qu'un instant après la vue d'un côté a été complétement abolie. A l'examen, les chambres de l'œil sont pleines de sang. Depuis ce moment, l'organe a commencé à grossir. Il a bientôt acquis un volume double de l'état normal, les paupières ont fini par ne plus le recouvrir entièrement. Douleurs intenses, ophthalmies répétées : l'autre œil était affecté sympatiquement et la santé de la petite malade altérée. M. Dugas pratiqua l'amputation de l'œil, excisa la cornée et vida l'œil : l'humeur acqueuse était très-abondante, le cristallin mou, pulpeux. Le corps vitré, amalgamé avec du sang noir caillé. Les suites de l'opération furent heureuses.

Mackensie a vu l'amaurose caractérisée par un spectre rouge, et due à une apoplexie, succéder à des éternuements violents. La nécessité de jouer habituellement d'un instrument à vent ne serait pas complétement sans danger (Sichel). M. Mackensie relate un autre fait qui appuie cette opinion; il s'agit d'un homme incomplétement amaurotique d'un œil depuis dix ans, qui devint tout à coup incomplétement amaurotique de l'autre œil, après avoir soufflé une demi-heure dans une musette des Higlands, ce qui exige de grands efforts. Dans ce cas, comme dans beaucoup d'autres, nous admettons une apoplexie plutôt dans l'œil que dans le cerveau, l'amaurose n'ayant été accompagnée d'aucun trouble cérébral.

Cause locale.

La *congestion* intra-oculaire prédispose singulièrement à la rup-

---

(1) *Gazette médicale*, p. 617 ; 1838.

ture des vaisseaux, surtout quand elle est chronique. Les vaisseaux se dilatent, deviennent variqueux, et sous l'influence d'une cause de peu d'importance, leurs parois cèdent à l'impulsion sanguine. On a signalé cette influence de la congestion surtout pour la rétine et la choroïde. Il n'est pas nécessaire que la congestion soit permanente, il suffit qu'elle se produise avec une certaine intensité.

Toutes les causes qui déterminent la congestion ont une influence sur l'hémorrhagie; ainsi les maladies de l'accommodation, quand le malade ne porte pas des lunettes convenables, les professions qui obligent à travailler longtemps sur des objets petits et rapprochés, comme les horlogers, les brodeuses, la lecture prolongée à la lumière artificielle, l'insolation, etc., les excitants, comme le café et les alcooliques. M. Metaxas a signalé la congestion rétinienne, suite de masturbation; mais l'altération de nutrition consécutive à ces habitudes y prend, à notre avis, une plus grande part. Il n'en est pas de même pour la cécité venant subitement à la suite d'excès vénériens, comme dans l'observation de Caffe (1), où il est question d'un malade ayant perdu la vue la première nuit de ses noces. Desmarres parle d'un jeune homme âgé de 25 ans, qui, le lendemain de son mariage ne voit plus pour se conduire, il est enveloppé d'un brouillard rouge : à l'ophthalmoscope on trouve au côté externe des deux papilles un large épanchement sanguin.

Nous ne pouvons parler de toutes les causes qui amènent la congestion, ce serait nous exposer à une foule de répétitions, mais nous devons dire un mot de sa connexion avec celle du cerveau. Par suite des dispositions anatomiques, la congestion cérébrale s'accompagne d'ordinaire de congestion de l'œil, et si elle dure longtemps, ou si l'afflux sanguin se fait avec intensité, il pourra y avoir de l'hémophthalmie et une amaurose, que l'on serait tenté de rapporter à une lésion cérébrale, parce qu'elle aura été précédée d'étourdissements, de tintements d'oreille et d'éblouissements. Mais l'examen de l'œil jugera de la question : on fera bien d'y recourir, même dans

____

(1) *Résumé du Compte rendu de la Clinique ophthalmologique de l'Hôtel-Dieu,* p. 9; Paris, 1837.

les cas où les symptômes de l'apoplexie cérébrale, paralysies, etc., se sont montrés. Carron du Villards parle d'un pléthorique qui eut un épanchement intra-oculaire en même temps que de l'hémiplégie. M. Cusco m'a dit avoir constaté, pendant son séjour à la Salpêtrière, que l'hémorrhagie rétinienne accompagnait souvent l'épanchement cérébral; il appuie ce fait non-seulement sur des examens ophthalmoscopiques, mais aussi sur des autopsies de malades mortes sans avoir jamais accusé avant leur attaque de troubles de vision.

L'*inflammation* est une cause assez fréquente d'hémorrhagie. L'épanchement dans la chambre antérieure, suite d'iritis, est connu depuis longtemps. Demours en cite un exemple remarquable : « En examinant, à plusieurs reprises, dit-il, l'œil gauche de Son Altesse le landgrave X***, nous avons observé, M. Janroy et moi, que les membranes de l'œil étaient enflammées. La chambre antérieure était pleine d'un sang noir, et Son Altesse, qui ressentait une douleur sourde le long de l'arcade sourcilière, au front et à la tempe du côté gauche, n'entrevoyait même pas la flamme d'un bougie qu'on présentait à cet œil, en tenant le droit fermé..... »

C'est sans doute à la même cause qu'il faut rattacher les épanchements périodiques signalés par M. Sichel, dans un cas de déchatonnement d'un cristallin pierreux, car il y avait une iritis très-intense. Peut-être y avait-il en même temps des déchirures de la membrane irienne, donnant lieu à un écoulement sanguin. Nous ne croyons pas, comme M. Sichel, que le sang vînt des membranes profondes.

L'hyphéma se montre aussi à la suite de ruptures d'abcès iriens; on voit alors deux couches : l'une inférieure, constituée par du sang; la supérieure par du pus.

Sous l'influence de l'inflammation, il se produit aussi des suffusions sanguines dans les membranes profondes. Nous parlons des cas de choroïdite et de rétinite franches, qui sont assez faciles à caractériser. Nous ne pensons pas cependant que l'inflammation joue un rôle dans les hémorrhagies, aussi important qu'on paraît le croire en Allemagne, où l'on désigne l'apoplexie rétinienne sous le nom de rétinite apoplectiforme. La rétinite, en effet, est toujours accompagnée d'une vascularisation considérable due au développement des capillaires, d'exsudations blanches, et surtout de phénomènes subjectifs, caractéristiques, photophobie, etc., phénomènes le plus ordinairement absents dans l'apoplexie.

La désorganisation de l'œil, suite d'inflammation, laisse souvent l'organe dans une disposition favorable aux hémorrhagies M. Wecker en rapporte un cas :

Obs. — Une dame qui avait perdu l'œil droit depuis vingt-six ans fut tout à coup prise de douleurs atroces qui lui ôtèrent presque tout sommeil pendant quinze jours. Elle vint me voir dans un tel état, que voyant ses calmants rester sans résultat, je pratiquai l'énucléation. Ses douleurs étaient provoquées par des épanchements sanguins considérables, que nous constatâmes par la section de l'œil.

C'est à la suite des maladies dites hydrophthalmiques (scléro-choroïdite postérieure, glaucome), maladies que tout le monde pour ainsi dire aujourd'hui considère comme étant de nature inflammatoire, que l'hémorrhagie est fréquente.

Scléro-choroïdite postérieure. — Elle siége dans la choroïde, tout autour du staphylôme : elle est constituée par de petits épanchements en nombre variable. L'écoulement de sang est-il plus abondant, il se fera un décollement de la rétine. Toutes les fois que, chez un malade atteint de myopie forte, on voit la vision diminuer brusquement, on peut s'attendre à un décollement de la rétine. Ce décollement, dans notre opinion, ne peut être dû à de la sérosité : son apparition est presque instantanée, souvent elle est précédée par les petites hémorrhagies dont nous avons parlé, et ce qui ne peut laisser de doutes, le sang s'épanche dans le corps vitré quand la rétine se déchire. Mon excellent ami et collègue, M. Jules Meunier, m'a communiqué l'observation suivante :

Éléonore Vala, 36 ans, couturière, est entrée, le 29 mars 1862, à l'hôpital Beaujon, dans le service de M. Huguier, salle Sainte-Clotilde, n° 35. Cette malade est dans un état d'anémie qui se traduit par une grande pâleur, du souffle dans les carotides, de l'aménorrhée depuis quinze mois.

Depuis cinq semaines seulement, il est survenu des troubles de la vue. Elle eut d'abord la sensation visuelle de toiles d'araignée ; le lendemain, à son réveil, elle ne voyait plus du tout de l'œil droit. Elle raconte toutefois que depuis son enfance, elle est obligée de regarder les objets de très-près. Myopie déjà ancienne. L'œil gauche permet à la malade de se conduire, et même de lire des caractères ordinaires, pourvu qu'ils soient très-rapprochés de l'œil. A son entrée, on constate la perte absolue de l'œil droit, qui ne peut distinguer le jour de la nuit. Mouches volantes du côté gauche, qui est affecté d'un staphylôme postérieur au second degré. A droite, le corps vitré est tellement trouble, qu'on ne peut apercevoir la papille optique au moyen de l'ophthalmoscope. A l'éclairage oblique, on constate une teinte rouge du corps vitré, plus apparente à la partie inférieure et due à un épanchement sanguin abondant. Pendant trois mois la malade reste à l'hôpital, sans la moindre amélioration : la résorption ne se fait pas et la vision reste nulle. A gauche, état stationnaire.

Glaucome. — Nous avons déjà parlé des hémorrhagies que l'on constate après l'iridectomie, et que primitivement on a attribuées à la nature de la maladie, tandis qu'aujourd'hui on les rapporte à la diminution de la pression intra-oculaire. Il peut s'en faire spontanément de très-graves. Bowman a signalé une forme hémorrhagique qui doit inspirer des inquiétudes, car il se produit des décollements sanguins de la rétine avant l'opération. C'est probablement à cette forme que se rapporte l'observation de rupture de l'œil, constatée par Carron du Villards.

Mme *** portait deux glaucomes très-avancés avec déformation de l'iris. Je jugeai à première vue ce cas incurable ; mais, comme cette dame avait déclaré que la vie sans la vue lui était insupportable, il fut convenu, avec la famille, qu'on lui donnerait l'espoir d'une guérison au moyen d'une opération. Depuis deux ans, je l'entretenais dans cette espérance, lorsqu'elle fut prise tout à coup de douleurs atroces dans l'œil droit, d'hémorrhagie dans les chambres, qui fut tellement abondante que la cornée comprimée s'ouvrit à l'angle interne et donna issue à une cuillerée de sang. Là se borna le mal du moment, mais l'œil prit une physionomie cancéreuse hématode, qui m'inspira des craintes ; mais heureusement elles furent vaines, car la maladie est restée stationnaire.

Tumeurs. — Wardrop, Lawrence, signalent comme pouvant donner lieu à des hyphémas, des tumeurs de l'iris qu'ils désignent sous le nom d'excroissances charnues, et qui semblent être tout simplement des condylomes. Ces faits n'ont été signalés que par eux. N'y aurait-il pas une erreur d'interprétation dans leurs observations ? Ces tumeurs en effet sont liées à la présence d'une iritis. L'inflammation irienne serait alors la cause de l'hémorrhagie. L'encéphaloïde du fond de l'œil à sa deuxième période, détermine aussi quelquefois des hyphémas. On a signalé le décollement de la rétine à la suite de tumeurs choroïdiennes. M. Henri Dor (1) en a rapporté un cas où le décollement était compliqué d'épanchement sanguin.

M. T....., 58 ans, s'aperçut, en septembre 1858, en fermant par hasard l'œil gauche, qu'un rideau noir, situé obliquement et en dedans, voilait une partie du champ visuel de l'œil droit. Au bout d'un mois, il le voilait entièrement. Le cristallin s'opacifia ensuite. En janvier survinrent des douleurs nocturnes très-violentes qui résistèrent aux antiphlogistiques, cessèrent spontanément en mai, pour reparaître le 22 décembre. OEil dur, chambre antérieure au minimum, vaisseaux conjonctivaux hyperémiés : paracentèse faite inutilement. Extirpation le 24 juin 1860. L'œil conservé dans du bichromate de potasse avait son volume normal : rétine complétement décollée, réduite à une bandelette qui s'élargissait à la partie postérieure du cristallin où se trouve une marre grisàtre, gélatineuse, reste du corps vitré; à la ponction de l'œil, il s'écoule une grande quantité de liquide brun, dans lequel nagent des coagulums brun foncé uniquement formés par des globules sanguins. A la partie inférieure et externe de la choroïde, une tumeur assez volumineuse qui paraît due à une simple hypergénèse des éléments de cette membrane.

HÉMORRHAGIES PAR ALTÉRATION DU SANG.

Les individus *pléthoriques* sont prédisposés aux hémorrhagies intra-oculaires comme à celles du cerveau, etc. Chez eux une circonstance légère peut déterminer une congestion cérébro-oculaire qui s'accompagne de mouches volantes, ou même d'une cécité temporaire complète. Ils éprouvent ces phénomènes quand ils tiennent la tête quelque temps penchée en avant, quand ils serrent un peu trop leur cravate. Il en est de même quand ils se trouvent

---

(1) *Annales d'oculistique,* t. XLIV, p. 148.

dans une assemblée nombreuse, dans un lieu à température élevée, ou encore à la suite d'un bon repas. On peut en induire une tendance aux hémorrhagies oculaires ; bien que les observations en soient très-rares, Carron du Villards (1) en a publié une très-remarquable, dans laquelle il y eut une congestion cérébro-oculaire terminée par une apoplexie des deux organes. La voici :

Le chanoine de L....., âgé de 77 ans, fort et pléthorique, gastronome et joyeux convive, était depuis quelques jours sous l'influence d'une amaurose congestive au début, se manifestant par les symptômes accoutumés, auxquels se joignait une vision en rouge de tous les objets. Pendant trois jours, je lui fis sentir la nécessité de recourir à une saignée abondante ; il s'y refusa obstinément. Quelques phénomènes apoplectiques étant venue se joindre à ceux de l'amaurose, il se fit poser 8 ou 10 sangsues au siége. Elles coulaient depuis une demi-heure à peine, quand il s'écria : je ne vois plus que du sang ! et il tomba sans connaissance. Appelé aussitôt, je m'empressai de lui faire une large saignée du bras, sous l'influence de laquelle il reprit connaissance : mais la vue ne revint pas à l'œil droit dont l'humeur aqueuse était troublée par un épanchement sanguin ; la bouche se déforma légèrement et la langue fut embarrassée. Tous ces symptômes se dissipèrent avec le temps et un traitement convenable. Le sang épanché s'est résorbé et les autres symptômes ont disparu avec lui. M. de L..... voit un peu moins de l'œil droit que du gauche.

Il nous est impossible de déterminer l'influence qu'exerce la pléthore sur le siége de l'hémophthalmie ; de même que pour les autres altérations du sang, l'étude en est incomplète au point de vue qui nous occupe.

Défibrination du sang. — L'hémophthalmie a été signalée dans le scorbut et le purpura par Beer (2). D'Ammon dit l'avoir vue souvent à Dresde (une année où il régnait une constitution hémorrhagique), occuper la chambre antérieure. Dans un cas de Graves (3), c'était le corps vitré qui était le siége de la maladie, tandis que, dans une observation de Arlt, de Vienne, c'était la rétine.

---

(1) *Traité des maladies des yeux,* t. II, p. 500 ; 1838.
(2) *Lehre von den augen krankeiten,* t. I, p. 632.
(3) *Clinique médicale,* trad. Jaccoud, t. II, p. 518.

Voici l'observation de Graves.

Le sang s'épancha d'abord dans l'œil droit et derrière l'iris. Comme la pupille présentait une coloration rouge de sang, lorsque les premiers troubles visuels apparurent, et comme il n'existait, en même temps, aucune teinte anormale de la chambre antérieure, nous pouvions conclure que cette première hémorrhagie avait eu lieu dans le corps vitré. Car s'il s'était fait dans la chambre postérieure un épanchement assez abondant pour donner à la pupille une teinte rouge, le sang eût dû aussi nécessairement colorer le liquide de la chambre antérieure. Cinq heures après le début, la vue était tout à fait perdue dans l'œil droit : alors aussi l'humeur aqueuse était évidemment mêlée de sang. Le lendemain l'œil gauche fut frappé de la même façon, et la jeune personne resta aveugle jusqu'au moment de sa mort.

Voici celle d'Arlt :

Chez un jeune garçon d'environ 14 ans, qui, par suite d'une nourriture mauvaise et insuffisante, avait beaucoup décliné et était souvent couvert de petites ecchymoses, je rencontrai sur la rétine de nombreux petits épanchements sanguins que j'avais considérés comme causes d'une amblyopie très-avancée, d'autant plus que le trouble de la vue et le malaise général se trouvèrent à peu près supprimés en quelques semaines, par l'usage de toniques et une meilleure alimentation.

Dans les fièvres, typhus, fièvres typhoïdes, fièvres éruptives à forme hémorrhagique, on a signalé des cas d'amauroses, mais l'examen ophthalmoscopique n'a pas été fait, de sorte que l'on ne peut les attribuer à une lésion oculaire ; nous excepterons les autopsies faites par Carron du Villards pendant une épidémie de typhus en Italie ; sur des malades qui avaient eu des visions rouges et de l'exorbitisme, il trouva des hémorrhagies choroïdiennes. Ceux qui guérirent après avoir présenté ces phénomènes restèrent aveugles.

L'*anémie* et la *chloro-anémie* sont souvent accusées dans les cas relatés par les auteurs : leur action s'exerce exclusivement sur les membranes profondes, surtout sur la rétine : quand il survient un trouble subit de la vue chez une personne affaiblie par une cause quelconque, perte de sang abondante, alimentation insuffisante, défaut d'insolation, habitation malsaine, masturbation, etc., il y a lieu de rechercher s'il n'y a pas d'épanchement sanguin. On sait que l'anémie prédispose singulièrement aux congestions des divers organes. Sous l'influence de cette congestion, si elle se produit dans l'œil, il pourra y avoir de l'hémophthalmie.

Dans la convalescence des maladies graves et de longue durée, il survient parfois de l'amblyopie ou de l'amaurose. Ce trouble de la vue peut être purement dynamique, sans altération locale : mais il est des cas où l'ophthalmoscope démontre des apoplexies oculaires. Nous croyons devoir rattacher l'épanchement à une altération du sang déterminée par la maladie et son traitement, car les sujets sont pâles, amaigris, sujets aux palpitations, présentent en un mot tous les caractères de l'anémie. J'ai vu un cas de ce genre :

Un jeune homme se présente à la clinique de M. Desmarres pour un trouble de la vue survenu subitement : il a huit jours seulement qu'il est sorti de l'Hôtel-Dieu, où il a été traité d'une fièvre typhoïde. L'affaiblissement de la vue est un peu plus considérable à droite qu'à gauche : à l'ophthalmoscope, on trouve une double hémorrhagie constituée par des ecchymoses disséminées autour de la papille. Au bout de trois semaines, sous l'influence des toniques, guérison complète.

Galenzowski (1) a cité un fait analogue, dans la convalescence d'une fièvre cérébrale, probablement d'une méningite. Mackensie avait, du reste, constaté depuis longtemps la fréquence de l'amaurose subite après le typhus fever.

Cachexie. — L'hémorrhagie rétinienne a été décrite chez les sujets cancéreux par M. Follin (2), dans une note lue à la Société de Biologie. Elle n'apparaît que dans les derniers temps de la cachexie,

---

(1) *Gazette des hôpitaux,* n° 68 ; 1861.
(2) *Gazette médicale,* p. 809 ; 1862.

les malades se plaignent de certains troubles visuels, puis, peu à
peu, la vue s'améliore et devient normale. Jamais il n'y a de produc-
tions cancéreuses dans ces rétines. M. Follin, la rapprochant de
celle que l'on observe dans l'encéphale des mêmes sujets, est tenté
de la regarder comme l'expression particulière de la maladie générale. Nous serions assez porté à croire qu'elle dépend d'une altération de sang, mais non à la regarder comme spéciale au cancer.
L'amaurose a été souvent signalée dans certaines cachexies : la cachexie pludéenne, par exemple ; mais, comme il n'y a pas eu d'examen ophthalmoscopique, nous devons attendre pour nous pronon-
cer d'une façon définitive que de nouveaux matériaux nous soient
donnés.

Hémorrhaphilie.—Dans les observations de cette maladie, l'examen de l'appareil de la vision est complétement passé sous silence.

Aussi ne connaissons-nous que trois cas où l'examen ophthalmoscopique ait été fait. Carron du Villards et Desmarres ont vu l'épanchement sanguin siéger : l'un dans la chambre, l'autre dans le
corps vitré.

M. Galenzowski en rapporte un exemple où l'épanchement était
dans la rétine (1).

Un malade, dans le service de M. Trousseau, offrait une hémorrhaphilie à un
degré extrême, avec perte de connaissance, coma et autres symptômes cérébraux. En examinant les yeux avec M. Dumontpallier, chef de clinique, nous
vimes de larges taches apoplectiques en plusieurs endroits des deux rétines.

Albuminurie. — L'amblyopie albuminurique s'accompagne d'é-
panchements sanguins intra-oculaires qui ont une forme et un siége
si constants qu'ils sont presque caractéristiques de la maladie. Elle a
été décrite d'abord par Landouzy, qui saisit le premier les rapports
qui existent entre la maladie rénale et les troubles visuels : les al-

---

(1) *Annales d'oculistique,* t. XLIX, p. 95.

térations oculaires ne pouvant être étudiées qu'à l'ophthalmoscope. Desmarres, en 1858, publia le résultat de cet examen, et signala particulièrement l'apoplexie rétinienne comme affectant une forme toute spéciale et étant un phénomène constant. A quoi attribuer cette fréquence de l'hémorrhagie dans l'amblyopie albuminurique, si ce n'est à l'altération du sang produite par la perte incessante d'un de ses éléments les plus importants, l'albumine. Coote (1), du reste, en 1857, avant les recherches de Desmarres, conseillait de s'assurer si on ne trouverait pas dans la rétine des épanchements sanguins, attendu qu'on en trouvait fréquemment dans les viscères. Il avait remarqué dans l'albuminurie la dégénérescence graisseuse des artères, qui perdent leur élasticité et leur force et finissent par se rompre.

Avec quelle période de l'albuminurie l'apoplexie rétinienne est-elle en rapport? Il est impossible de préciser : sur certains malades, on la constate sans que rien d'apparent à l'extérieur vienne révéler le trouble de la constitution ; c'est alors qu'elle prend une grande valeur diagnostique, car elle porte l'attention vers les urines. Sur le plus grand nombre, il est vrai, elle est précédée par un œdème qui occupe les membres inférieurs et la face, par de la céphalalgie, des attaques convulsives, etc.

Quelques circonstances auraient, dit-on, une grande influence sur son développement, les convulsions en particulier. Quand elle n'existe pas, elle apparait souvent à la suite d'une attaque, et quand elle existe, elle augmente, et peut même amener une cécité complète.

Elle affecte d'ordinaire les deux yeux au même degré, cependant elle peut prendre d'abord un œil, puis l'autre. Elle peut même n'en affecter qu'un, l'autre restant sain.

Le début est plus ou moins brusque. Quand le début est brusque et n'a été précédé d'aucun trouble visuel, l'hémorrhagie est le fait initial ; on trouve dans la rétine, au voisinage de la papille, de petites taches rouge vif, qui ont habituellement une grandeur de 1

---

(1) *British medical Journal*, 1857.

à 2 millimètres, une forme irrégulière. Elles sont disposées en éventail tout autour de la papille, situées sur le trajet des veines, près de leur point de bifurcation.

Quand il y a eu un affaiblissement graduel de la vue, l'hémorrhagie ne se montre qu'après l'apparition de taches blanches, etc., elle n'a plus sa forme aussi caractéristique et peut former des suffusions plus étendues et moins régulières. Il lui arrive cependant encore de garder ces caractères et paraître sous la forme de points rouges épars au milieu de plaques blanches. Nous ne pouvons donner plus de détail sur ce sujet. (Voy. *Apoplexie rétinienne.*)

L'hémorrhagie rétinienne est tellement liée à la présence de l'albumine, que lorsque celle-ci disparaît, la vue se rétablit promptement, à moins toutefois que les désordres n'aient été trop considérables. C'est ce qui arrive, par exemple, dans la grossesse, que l'on sait aujourd'hui être si souvent compliquée d'albuminurie.

Quelques semaines après l'accouchement, la vision se rétablit. Nous rappellerons, à ce propos, que l'amaurose peut se produire pendant la grossesse, sous l'influence d'autres causes ; nous citerons la chloro-anémie si fréquente chez la femme enceinte, les vomissements qui servent d'adjuvant, enfin les efforts nécessaires à la terminaison du travail, qui amènent la rupture des vaisseaux rétiniens.

Diabète. — L'hémophthalmie se présente dans l'amblyopie diabétique, et son siége d'élection est, comme celui de l'albuminurie, dans la rétine.

Quelques malades, sans que leur santé soit assez altérée pour fixer l'attention, deviennent amblyopiques ; on constate des ecchymoses. M. Desmarres les a notées 4 fois, Graefe 2 fois; Metaxas l'a également constaté à l'hôpital ophthalmique de Londres. Nous ne déciderons pas si c'est un phénomène aussi constant que dans l'albuminurie (ce que nient plusieurs chirurgiens qui n'ont jamais constaté d'extravasations sanguines), il nous suffira de rapporter l'observation suivante empruntée à Galenzowski et la seule recueillie pendant un espace de trois ans à la clinique de Desmarres.

Obs. M. R...., 49 ans, a vu ses yeux s'affaiblir pendant sept mois. Il perd ses forces en même temps qu'il éprouve en différents points des douleurs rhumatismales. Il est en outre très-altéré et boit beaucoup d'eau. On examine ses yeux : extérieur normal, pupilles paresseuses. Le malade ne lit que le n° 18 de Jæger et encore avec difficulté. Le champ visuel est de tous côtés très-rétréci. *Ophthalm.* dans l'œil droit : papille atrophiée, très-blanche et luisante, artères amincies et capillaires collatéraux de la papille atrophiés.

Les contours de la papille étaient bien tranchés et la rétine dans son voisinage nullement troublée, de sorte qu'il n'y avait pas trace d'une infiltration semblable à celle qu'on voit dans l'albuminurie. Du côté interne, la papille (image renversée) on voyait une tache apoplectique ronde, d'un demi-centimètre de diam. siégeant à côté d'une artère, en suivant la même artère en haut, on trouvait une dizaine de taches apoplectiques et au milieu d'elles une plaque blanche graisseuse de 3 mm. Il y en avait en d'autres points. — Même état à gauche, à un degré moindre.

Parmi les phén. subj. il y a impossibilité d'apprécier les différentes couleurs : aussi le malade dit que la couleur bleue s'alterne sensiblement, et que le rouge se confond presque complétement avec le blanc, à tel point qu'il est difficile de les distinguer. Les urines du malade, mangeant des féculents, furent analysées par M. Grasse : 23 grammes de sucre par litre.—Trait. tonique, sans féculents.

HÉMOPHTHALMIE DE CAUSE DYNAMIQUE.

Nous nous occuperons d'abord des épanchements qui peuvent être dus à la suppression d'un flux sanguin habituel, menstrues, hémorrhoïdes, etc., puis de ceux qui sont la suite d'une émotion morale vive.

Il nous paraît complétement inutile de mentionner certaines causes banales, telles que la suppression brusque d'un exutoire etc., jusqu'à ce jour il n'y a pas eu une seule observation où l'hémorrhagie parût liée à cette cause.

L'hémophthalmie, avons-nous dit, est déterminée par les troubles menstruels.

Quand on pense aux étonnantes déviations hémorrhagiques qui ont été citées par les auteurs, par Van Swieten entre autres, il serait extraordinaire que l'œil ne fût pas atteint, lui qui présente une vascularisation bien plus grande que plusieurs des régions qui en ont été le siége. Aussi a-t-on recueilli un certain nombre de faits dans lesquels le sang occupait la chambre, le corps vitré ou les membranes.

Dans la chambre, Walther (1) a vu cette affection avoir lieu régulièrement tous les mois et prendre ainsi la place des règles supprimées. Tyrrel cite une observation analogue (2).

Une jeune fille de constitution délicate, de 14 à 15 ans, avait souffert longtemps d'une inflammation interne des yeux à la suite de laquelle l'iris s'était décoloré, les pupilles étant devenues adhérentes et la vision très-imparfaite. Cet état s'était beaucoup amélioré à la suite d'un long traitement; mais le mal était revenu. Il y avait grande rougeur interne avec douleur, tension et perte complète de la vue. La chambre antérieure d'un œil était remplie de sang noirâtre. Ces symptômes disparurent en trois ou quatre jours par un traitement antiphlogistique. Ils reparurent deux fois à des intervalles mensuels. On adopta des moyens pour provoquer la menstruation qui n'avait pas eu lieu avant, et, dès lors, il n'y eut plus d'effusion de sang.

Pareils faits ont été signalés (*Lancette française*, J. Meyr (3), Midlemore (4). L'observation de M. Guépin fils est très-curieuse (5).

Mlle X....., institutrice, est réglée depuis trois ans. Ses règles, très-variables au point de vue de la quantité, sont toujours accompagnées d'une épistaxis supplémentaire. Une fois l'épistaxis manque ; les règles se produisent pendant deux heures, et le soir, il se fait instantanément un hyphéma qui occupe la chambre antérieure; la pupille est ouverte et libre. — Fomentations, atropine, exercice; fer. Guérison en dix jours.

L'hémorrhagie dans le corps vitré ne se présente que rarement.

Colosimo (6) a vu, chez une jeune fille nubile qui n'avait été réglée que 2 fois, une diathèse hémorrhagique, par le mamelon, l'om-

(1) *Abandlungen*, p. 395.
(2) *Practical Worck*, t. II, p, 46.
(3) *Beitræge zur augenheilkunde*; Vienne, 1850, p. 13.
(4) T. I, p. 611.
(5) *Gazette des hôpitaux*, p. 515 ; 1862.
(6) *Annales d'oculistique*, t. XXXV, p. 291.

bilic, l'oreille etc., il survint un affaiblissement de la vue et une
teinte sombre des deux papilles, qui étaient dus à une suffusion sanguine dans le corps vitré.

Chez beaucoup de femmes aménorrhéiques ou dysménorrhéiques,
il survient de l'affaiblissement de la vue, de la photopsie, etc., troubles annonçant une congestion intra-oculaire. Il n'est pas rare alors
de voir la vue disparaître tout d'un coup en totalité ou en partie,
à cause d'une apoplexie de la choroïde ou de la rétine. Sous quelle
influence s'est produite l'hémorrhagie? On est quelquefois embarassé
pour le déterminer : l'anémie ou chloro-anémie qui accompagne si
souvent les troubles menstruels peut bien n'y avoir pas été étran-
gère. Tous les auteurs classiques rapportent des faits d'amaurose
amenée brusquement par une suppression de l'écoulement menstruel.
Il nous a été donné d'en voir un cas :

Mlle J....., 25 ans, lingère, demeurant rue du Temple, 28, se présente à la
clinique de M. Desmarres, le 5 février 1862, pour une perte subite de l'œil droit,
survenue il y a cinq jours. Cette malade se porte bien ordinairement, a toujours eu une excellente vue; constipation habituelle. Le 31 janvier, elle a eu ses
règles qui n'ont duré que quelques heures; le lendemain survenaient les troubles de la vue.

L'aspect extérieur de l'œil est normal : iris mobile. En examinant le champ
visuel, on constate que la vision centrale est abolie. La malade ne peut lire même
le n° 20 de Jæger : la vision périphérique est conservée. Les objets paraissent
cachés, dit la malade, par une tache rouge.

Ophthalmoscope. Milieux transparents : à la partie externe de la papille, on
trouve un large épanchement de sang qui couvre la macula. La papille présente
sa teinte normale, les veines rétiniennes sont un peu plus volumineuses que
d'habitude. — Sangsues aux parties génitales. Le 12, l'amélioration est déjà sensible, la malade lit le n° 18 de Jæger, la tache rouge a un peu pâli. La malade
ne vient plus.

La suppression des hémorrhoïdes n'est pas sans danger, surtout
chez les individus qui perdent du sang en quantité notable, et
quand cette perte se fait à des époques régulières. L'économie
s'est en quelque sorte habituée à cet émonctoire ; rien n'est plus
commun, dit M. Desmarres, que les congestions cérébro-oculaires

causées par sa suppression. Nous avons vu en parlant de la congestion soit dans l'œil soit dans le cerveau, qu'elle déterminait fréquemment des épanchements.

Leur siége a toujours été noté jusqu'ici dans les membranes, surtout dans la rétine.

Après les émotions morales vives, la douleur, la joie, la colère, on a signalé la cécité subite. « La colère qui s'empare de l'homme, dit l'abbé Desmonceaux, l'enflamme, le met hors de lui ; alors il frappe les uns, maltraite les autres, et les yeux, flambeaux de sa colère, deviennent quelquefois la source de son malheur ; car on voit des gens qui, dans un accès de colère, ont perdu la vue et n'ont jamais pu la recouvrer. » Nous ne rangeons pas dans ce groupe les affections tristes, le chagrin, parce que le mode d'action n'est pas le même : ces affections finissent à la longue par produire des troubles de la nutrition : c'est la chloro-anémie qui doit alors être mise en cause.

Metaxas, Donders, ont signalé des apoplexies de la rétine, Desmarres une apoplexie de la choroïde, dans les circonstances que nous avons énumérées.

A la fin de notre étude étiologique nous ne pouvons nous empêcher de mentionner certains faits bizarres de malades pouvant à volonté produire un hyphema. En voici un de Walther (1).

Chez un jeune paysan, qui voyait bien des deux yeux, du sang s'épancha dans la chambre antérieure pendant qu'il travaillait à la moisson, qu'il avait très-chaud et était courbé en avant. Dès lors un épanchement se produisait à chaque effort violent, à chaque excès de boisson, surtout quand il penchait la tête en avant. Le sang s'épancha d'abord en petite quantité, puis augmenta jusqu'à atteindre le niveau de la pupille. Il disparaissait complétement en huit ou dix minutes. Quand l'épanchement était considérable, il était accompagné de douleur et de tension. Le sang paraissait venir de la chambre postérieure.

L'observation de Weber n'est pas moins remarquable (2).

---

(1) *Merk wurdige Heilung eines eiteranger*, p. 61.
(2) *Annales d'oculistique*, 1863.

Une jeune fille de 21 ans, qui n'avait jamais eu d'ophthalmie antérieure, vint consulter M. Weber pour un affaiblissement de la vue de l'œil gauche, survenu peu à peu, depuis un an, sans cause connue. L'humeur aqueuse de l'œil gauche est trouble ; quand la malade reste quelque temps la tête et le tronc inclinés en avant, la vue disparaît presque complétement, et l'on voit un filet de sang qui se porte du fond de la chambre antérieure vers le centre de la cornée. L'iris et la pupille ne sont nullement altérés ; il n'existe pas de névralgie ciliaire ; l'ophthalmoscope ne révèle aucun trouble vaporeux du fond de l'œil. L'humeur aqueuse ayant été évacuée par une ponction faite à la cornée, on vit immédiatement des gouttelettes de sang sourdre du parenchyme de l'iris. Ce phénomène se répéta chaque fois que l'on fit la paracentèse de la chambre antérieure.— Des applications répétées de sangsues dans la narine correspondante amenèrent une amélioration ; mais la malade n'ayant pas persévéré dans son traitement, le mal reparut et s'aggrava au point que la vision fut presque entièrement perdue à gauche.

Ces faits sont-ils complétement admissibles ? Ils dénoncent une grande tendance au merveilleux, surtout l'observation de Walther : c'est la seule observation dans laquelle on ait vu un phénomène aussi extraordinaire, que la résorption d'un hyphema en quelques minutes. Aussi jusqu'à ce que de tels faits se reproduisent, nous ne les admettrons qu'avec réserve.

Des faits moins surprenants et mieux observés sont les apoplexies de la choroïde et surtout de la rétine, survenant sans cause aucune, au milieu d'un parfait état de santé. On a beau interroger les malades, on ne trouve pas d'antécédents qui mettent sur la voie. Quand le malade a un certain âge, 50 ou 60 ans, il faudra se tenir en garde, cet épanchement n'est que le signe d'une congestion sourde des centres cérébraux, et dans les mois qui suivront, il n'est pas rare de voir le malade frappé d'hémorrhagie cérébrale. Mackensie en a cité des exemples. M. Bauchet m'a dit l'avoir vu à plusieurs reprises.

Nous allons maintenant passer successivement en revue les caractères que nous présentent les hémorrhagies considérées dans leurs différents siéges, chambre antérieure, choroïde, rétine.

HÉMOPHTHALMIE ANTÉRIEURE OU HYPHEMA.

Symptômes. — Lorsque le sang est en petite quantité et récemment épanché, il est facile de le reconnaître à une teinte rouge que l'on observe à la partie inférieure de la chambre, et qui se déplace suivant les mouvements de la tête. Dans l'épanchement un peu plus ancien, on observe quelquefois que le sang s'est coagulé et forme deux couches, l'une inférieure, rouge foncé, fixe, l'autre supérieure, d'une teinte plus claire, mobile. La pupille est nette, la vision n'est nullement troublée. Le sang peut voiler une partie de la pupille, la vision sera plus ou moins altérée et présentera des différences très-grandes, suivant que le malade sera au grand jour ou à l'ombre. Au grand jour, la pupille se resserrant, la lecture, par exemple, pourra être impossible, et devenir au contraire très-facile dans un demi-jour qui relâche.

Enfin l'épanchement peut être assez considérable pour remplir toute la chambre ; la cornée présente une couleur rouge-brique ; on ne distingue plus ni la pupille, ni l'iris, la vision est abolie. En même temps le malade se plaint d'une douleur, d'une tension dans le globe oculaire ; cette douleur retentit dans la cinquième paire, surtout au front ; elle peut même devenir intolérable quand la chambre est trop distendue et que la cornée fait saillie. Il est rare, dans ce cas extrême, que l'hyphema soit lié à une lésion de l'iris ; presque toujours il dépend de ce qu'une hémorrhagie des parties profondes s'est fait jour dans la chambre (voy. *Décollement choroï-dien*).

L'hyphema peut coexister avec un hypopion au-dessus duquel il est placé.

Le début est d'ordinaire rapide.. La résorption est la règle, en l'absence de complication ; le sang disparaît d'ordinaire en huit à dix jours, quelquefois même en vingt-quatre heures. D'après Bowman (1), ses globules rouges se gonflent dans l'humeur aqueuse, et

____

(1) *Ann. d'oc.,* t. III, p. 64.

abandonnent leur matière colorante, comme ils le feraient dans l'eau : de là leur prompte disparition.

Plusieurs causes influent sur ce résultat : la quantité du sang, l'âge du sujet, etc. ; mais deux sont surtout très-importantes, l'état de fluidité du sang et l'intégrité de l'œil.

Quand le sang se coagule, la résorption est retardée ; la partie fluide disparaît ; mais il reste un caillot qui se décolore peu à peu et persiste des mois entiers.

« Dans un œil malade depuis longtemps, les chambres renferment, dit Bowman, un sérum jaunâtre au lieu d'humeur aqueuse ; le sang alors peut rester sans éprouver de changement ni dans sa quantité, ni dans sa qualité. Il a vu, dans ces circonstances, un hyphema ne disparaître qu'au bout d'un an. »

M. Nélaton (1) cite un cataracté vu à la Pitié, par M. Morel-Lavallée, un an après un abaissement fait par Robert, à l'hôpital Beaujon : du sang liquide remplissait la chambre et empêchait la vision.

Après la résorption, il reste souvent sur l'iris des taches brunes qui, dans un cas observé par d'Ammon, étaient tellement foncées qu'il crut à une résorption partielle de l'iris. C'est une erreur qu'il serait facile d'éviter au moyen de l'éclairage oblique.

On a signalé plus fréquemment, à la suite d'iritis légère, des dépôts formés sur le cristallin par de la matière colorante mélangée à de légers exsudats : c'est ce que les auteurs ont appelé *cataracte sanguine, cataracte grumeuse.*

Complications. — L'iritis est le grand danger à redouter, même quand elle est légère ; car elle amène des synéchies, des cataractes membraneuses, l'oblitération de la pupille. L'iritis purulente est rare heureusement ; car elle peut entraîner le ramollissement de la cornée et l'atrophie de l'œil.

______

(1) Thèse de concours, 1851.

La cause a une grande influence sur le développement de l'inflammation, qui est aussi fréquente après l'hyphema traumatique
qu'elle est rare après le spontané. Nous ferons une exception pour
les cas où l'hémophthalmie, dépendant d'une cause interne, se repro-
duit, périodiquement ou non, un certain nombre de fois; la vue
alors finit par s'affaiblir et se perdre.

Diagnostic. — Il faut reconnaître si le sang vient de l'iris ou des
parties profondes : rien n'est plus facile à l'ophthalmoscope; mais il
est nécessaire pour cela que la pupille soit libre, ce qui permet de
voir l'état du corps vitré et des membranes.

Pour déterminer la cause de l'hyphema, en dehors du traumatisme,
on étudiera l'état local de l'œil affecté et la constitution du malade.

Si l'hyphema est double, on le rapportera à une altération du
sang.

Souvent l'étiologie sera obscure; il faudra se reporter aux différentes causes que nous avons citées.

Pronostic. — Ordinairement favorable; il est influencé surtout
par la nature de la cause et l'état d'intégrité de l'œil.

* * *

HÉMOPHTHALMIE POSTÉRIEURE OU APOPLEXIE.

L'hémophthalmie postérieure, quand elle est spontanée, prend
plus spécialement le nom d'apoplexie, à cause de son apparition
subite. Il peut arriver qu'il n'y ait aucun phénomène précurseur,
le malade tout à coup voit rouge ou noir : si le mal arrive la nuit,
ce n'est qu'au lever qu'il reconnaît une diminution plus ou moins
considérable de sa vue. Dans certains cas, le malade raconte avoir
éprouvé quelque temps avant l'accident de la douleur de tête, de la
tension ou de la douleur dans l'œil, un affaiblissement momentané
de la vision, de la myodésopsie, de la photopsie, tous les signes en
un mot d'un état congestif local. Qu'il y ait eu ou non des pro-

-dromes, les symptômes sont les mêmes. Ils varient au contraire beaucoup, ainsi que la marche et la terminaison, suivant que l'alté-ration occupe la rétine ou la choroïde.

Nous croyons nécessaire, avant d'étudier les caractères différentiels de l'apoplexie, de donner quelques détails sur les moyens d'explorer le fond de l'œil : emploi de l'ophthalmoscope, examen du champ visuel, recherche des phosphènes.

Emploi de l'ophthalmoscope. Nous ne décrirons pas les différents instruments inventés pour éclairer le fond de l'œil, instruments auxquels on a fait subir tant de modifications depuis la découverte d'Helmhotz. Celui dont on se sert habituellement consiste en un simple miroir concave. L'éclairage de la pupille avec le miroir seul permet de découvrir les altérations du corps vitré, mais l'étude des membranes est très-fatigante par ce moyen. Il vaut mieux employer en même temps une lentille biconvexe placée près de l'œil, l'image obtenue ainsi est renversée, petite, mais très-nette. S'il est nécessaire de voir les détails, en plaçant une lentille concave derrière le miroir, on aura l'image droite et énormément grossie. Il est important, surtout au début, pour bien constater l'état de l'œil, de dilater la pupille : de cette façon on voit les membranes jusque vers l'*ora serrata*. Afin d'éviter les inconvénients qui résultent du défaut d'accommodation, M. Follin recommande de se servir d'une solution d'atropine dont les effets soient peu durables : 0,01 de sulfate d'atropine pour 30 grammes d'eau. Avant de chercher les altérations pathologiques du fond de l'œil, il est bon de s'être familiarisé avec l'état normal par l'étude de l'œil sain.

Examen du champ visuel. Le champ visuel est l'espace dans lequel la vue est possible sans que l'axe optique change de direction. Il est beaucoup plus étendu en bas et en dehors qu'en haut et en dedans, où il est limité par le front et par le nez. Il suffit de mesurer deux angles, l'un vertical, l'autre horizontal, formés par les rayons lumineux tangents aux rebords de l'orbite : le premier est plus petit : d'après Graefe, il est de 160°, le second est de 174°.

Pour déterminer le champ visuel, on colle sur un tableau un obet brillant, sur lequel le malade fixe son regard à la distance de la vision distincte, l'œil sain étant fermé, puis on promène un objet assez gros, non brillant, on note les points où il ne le distingue pas.

M. de Graefe se sert d'un procédé plus simple, il engage le malade à ne pas quitter du regard le bouton de sa chemise, puis il promème sa main en différents sens, pour marquer les points où il y a des lacunes, c'est-à-dire où la main n'est plus aperçue.

Quel que soit le procédé employé, on constate tantôt la suppression d'une moitié du champ visuel ou d'une zone périphérique, tantôt des lacunes plus ou moins rapprochées du centre. Enfin le point central peut être obscur et l'œil, n'ayant plus que la vision périphérique, tâtonne avant de se diriger vers l'objet qu'il veut examiner.

On n'oubliera pas qu'il existe normalement une lacune correspondant à la papille, c'est ce que les auteurs appellent la *tache aveugle*.

Recherche des phosphènes. — Ce moyen d'exploration, dont nous devons l'étude détaillée à M. Serre, d'Uzès, rend de grands services, quand les milieux ne sont plus transparents. On ne peut alors employer l'ophthalmoscope, bien qu'il puisse être nécessaire de s'assurer de l'intégrité de la rétine. Il y a quatre phosphènes désignés sous les noms de frontal, temporal, jugal, nasal. Un ou plusieurs peuvent manquer, ce qui montre une lésion de la rétine en ce point. Ils peuvent aussi être affaiblis.

Graefe se sert d'une bougie promenée en différents sens autour de l'œil, pour savoir si la rétine est encore sensible, dans le cas de cataracte.

L'échelle de Jæger, que tout le monde connaît, est encore un moyen de s'assurer d'une façon précise de la sensibilité rétinienne.

Après ces détails, il nous reste à décrire l'apoplexie dans la rétine puis dans la choroïde.

APPOPLEXIE RÉTINIENNE.

Symptômes subjectifs. — Il n'y a ni douleur ni chaleur du globe oculaire, ni photopsie. La perte subite de la vue, précédée ou non de prodromes, peut être complète, de façon que le malade distingue à peine le jour de la nuit; le plus souvent il n'y a qu'un nuage à travers lequel il peut voir les gros objets; d'autres fois des taches noires masquent une partie des objets.

Par l'examen du champ visuel, on s'aperçoit que la vision centrale est souvent abolie et la périphérique conservée, ce qui dépend de la présence plus fréquente de l'épanchement vers la *macula* que vers l'*ora serrata*. On détermine de cette façon le siége et même la forme de l'épanchement. Quelques malades intelligents rendent eux-mêmes bien compte de leurs lacunes du champ visuel. M. Bauchet recommande, quand on a affaire à un malade de cette nature, de le mettre en face d'une glace dépolie sur laquelle on lui fait fixer un point central, comme dans le procédé de Graefe : il dessinera quelquefois la tache qui lui voile les objets, avec une telle précision, qu'à l'ophthalmoscope, on trouve dans la rétine un épanchement identiquement correspondant comme forme.

Les objets sont assez souvent colorés en rouge au début; après quelques jours, le rouge fait place au noir. Il y a quelques cas de *daltonisme* développés dans cette circonstance; les malades ne peuvent plus distinguer certaines couleurs. Dans l'observation que nous avons citée à propos du diabète, le rouge était confondu avec le blanc.

M. Testelin a publié un cas de ce genre.

Un ouvrier tisserand en étoffes, de Roubaix, vint me consulter parce que, depuis un certain temps, il voyait tout en vert, ce qui le gênait beaucoup pour son travail. A l'extérieur les yeux paraissaient sains ; mais, à l'examen ophthalmoscopique, les rétines étaient parsemées de ces taches ecchymotiques caractéristiques de l'albuminurie. Bien qu'il n'accusât aucun dérangement dans sa santé générale, je constatai dans les urines une grande quantité d'albumine. Je suivis ce malade pendant plusieurs mois, j'assistai à la transformation des ecchymoses en taches blanches graisseuses, et, à mesure que cette transformation s'opéra, la vision s'améliora et la coloration en vert disparut. Cet homme succomba six mois après, à la suite d'une anasarque générale et d'un hydrothorax, sans que l'anomalie de la vision eût reparu. Elle me paraît ici devoir être attribuée à la présence du sang épanché dans la rétine et dont la matière colorante avait même pu altérer l'humeur vitrée.

Signes objectifs ou ophthalmoscopiques. — Les signes objectifs se réduisent en quelque sorte à l'examen ophthalmoscopique, car à l'œil nu on ne distingue rien d'anormal. La pupille est toujours mobile, même quand le malade n'a plus la sensation de la lumière. A l'ophthalmoscope, si nous examinons d'abord la papille, nous voyons qu'elle a perdu son contour net, elle présente une teinte rougeâtre ne différant souvent pas de celle du fond de l'œil, dans lequel on reconnaît, dit Liebreich, une fine rayure se dirigeant du centre vers la circonférence. Les vaisseaux qui en partent sont très-altérés; les veines sont turgescentes, variqueuses, tandis que les artères ont diminué de calibre et ne se distinguent qu'avec peine en différents endroits.

Il faut maintenant donner les caractères de l'épanchement et ses rapports avec les vaisseaux. Il peut n'y avoir qu'une tache couvrant la totalité ou la presque totalité de la rétine, ou bien au contraire des taches petites, presque microscopiques, assez nombreuses. Entre ces deux formes, on observe tous les intermédiaires. Quand les taches sont petites et nombreuses et qu'on les voit le jour même de l'accident, le lendemain elles peuvent s'être fondues en une plaque unique. Ces plaques présentent une teinte rouge-vif toute spéciale. Vers la papille l'épanchement a une forme striée, ce qui tient au rayonnement des fibres nerveuses, dans l'intervalle desquelles des globules sanguins isolés se déposent par rang. Les fines rayures rouges se montrent surtout en ce point, parce que c'est lui qui renferme le plus de capillaires et le moins de grands vaisseaux, tandis que le long de ces derniers le sang paraît en taches plus grandes, de couleur foncée et de forme arrondie.

La plaque est de niveau avec les vaisseaux de la rétine; en partie elle s'attache aux veines, en partie elle les recouvre. On peut même reconnaître celle qui s'est rompue : au lieu d'une plaque rouge unie, on trouve une partie plus foncée qui embrasse le vaisseau en faisant une légère saillie : à mesure que la résorption se fait, ce point devient plus visible, à cause du pigmentum qui s'y est accumulé. Quelquefois, dans la suite, ce vaisseau s'oblitère ; car à ce niveau et dans une certaine étendue, au lieu de s'éclairer comme les vaisseaux sains, il demeure noir sous l'ophthalmoscope.

La rupture siége sur les veines ; c'est là l'immense majorité des cas, mais la rupture artérielle a été signalée. Dans un fait rapporté par Galenzowski, le cours du sang ayant été interrompu par le caillot qui obstruait l'artère, celle-ci s'était atrophiée et se présentait avec ses ramifications sous la forme de lignes blanches, qui allaient en divergeant vers l'*ora serrata*.

Les altérations que nous venons de signaler siégent dans un seul œil ou dans les deux à la fois, caractère important à noter pour le diagnostic.

Elles peuvent être accompagnées d'altérations diverses, qui ne leur sont pas intimement liées, exsudats, etc.

L'apoplexie rétinienne donne quelquefois lieu à uu épanchement dans le corps vitré, on prétend même qu'elle peut déchirer la membrane à la partie profonde et la décoller (voy. *Apoplexie choroïdienne*).

Marche, durée, terminaison. — La maladie tend à la guérison quand les désordres ne sont pas considérables : les fines rayures disparaissent, les plaques elles-mêmes sont parcourues, d'après Liebreich, par des lignes et des taches jaunes qui s'élargissent peu à peu et prennent leur place. Les vaisseaux se modifient ; les veines deviennent moins flexueuses, plus régulièrement calibrées, les artères reprennent leur volume normal. La papille se reconnaît plus facilement. L'épanchement, quand il existe depuis un certain temps, subit des transformations : sa partie moyenne devient plus foncée, le caillot s'isolant du sérum ; il reçoit alors le nom d'exsudat sanguin. La résorption peut s'en faire complétement et la vue se rétablir ; c'est dans une période de six semaines à trois mois que l'on doit attendre ce résultat. La rétine recouvre sa sensibilité et la vue se rétablit.

L'épanchement, d'autres fois, après avoir diminué beaucoup, laisse une couche grisâtre, qui n'est autre que la fibrine du caillot qui s'est peu à peu décolorée. La vue reste affaiblie.

Enfin, la plaque sanguine peut conserver une teinte rouge très-claire, qui persiste sans changement : les éléments du sang se sont résorbés, à l'exception de l'hématoïdine, mais la vue ne se rétablit pas.

Cette tendance à la guérison est souvent entravée par de nouvelles hémorrhagies qui se reproduisent, sur le même œil, à quelques semaines ou quelques mois d'intervalle, et se manifestent par des aggravations considérables suivies d'amélioration lente.

Une terminaison peu favorable, c'est la tranformation graisseuse de la rétine, signalée par Graefe et Liebreich. Il se produit dans quelques-unes des extravasations, des plaques blanches d'une transparence opaline particulière. Ces plaques peuvent siéger à côté des épanchements et même s'étendre à toute la rétine. Quand la maladie est très-développée, il y a presque toujours maladie du cœur ou des reins. La dégénérescence peut rester longtemps stationnaire, puis tout à coup la scène change ; une extravasation profuse recouvre toutes les parties blanches qui prennent une couleur rouge foncé. La guérison de cet accident est rare, mais il a cependant été constaté par Liebreich, qui a vu disparaître extravasations et plaques blanches et la rétine recouvrer ses fonctions.

Diagnostic. — Il faut reconnaître d'abord la source du sang, rétine ou choroïde, puis la cause. Nous ne dirons rien des maladies qui peuvent être confondues avec l'apoplexie rétinienne, telles que l'amaurose par altération cérébrale ; car, du moment où l'on éclaire la rétine, le diagnostic est posé.

Il faut de l'attention pour ne pas confondre l'hémorrhagie choroïdienne avec celle de la rétine : les phénomènes subjectifs sont les mêmes (cécité subite, etc.) Si on examine le champ visuel dans les deux cas, on trouve des lacunes ; mais celles de la rétine sont rapprochées du centre, tandis que les choroïdiennes siégent à la périphérie, ou vers l'équateur de l'œil. L'ophthalmoscope fournit des renseignements plus importants : on voit que dans la rétine la plaque rouge a une forme striée, dans la choroïde une forme arrondie : dans le premier cas, la plaque est située sur le trajet d'un vaisseau rétinien ; dans le second, elle n'affecte aucun rapport avec lui : enfin, caractère capital, quand on emploie le procédé de l'image droite, on constate dans l'apoplexie rétinienne que la tache masque une partie ou la totalité d'un vaisseau placé sur le même niveau que lui, tandis que dans la choroïdienne la tache est située sur un plan postérieur aux vaisseaux rétiniens.

Une fois l'apoplexie rétinienne bien établie, quelle en est la cause ? Il n'y a guère que l'albuminurie qui donne lieu à une forme d'apoplexie, spéciale, presque caractéristique : les épanchements sont petits, nombreux, placés en éventail sur le trajet des vaisseaux ; s'il y a en même temps des plaques blanches brillantes ou d'un blanc laiteux, on devra songer à la présence de l'albumine dans l'urine. Les symptômes concomitants, œdème des membranes inférieures et de la face, devront attirer l'attention : dans les cas ou ils manqueraient, l'examen de l'urine établirait nettement le lien qui unit le trouble visuel à l'altération rénale.

Les caractères de l'apoplexie dans le diabète diffèrent peu de ceux de l'albuminurie : même forme et même disposition des taches, mais elles sont moins nombreuses, moins régulièrement disposées : il y a également des plaques, des traînées blanches ; on recherchera si le malade ne présente pas de sucre dans l'urine, car les autres signes, amaigrissement, soif vive, urines très-abondantes, peuvent être peu marqués. Dans l'albuminurie aussi bien que le diabète, les épanchements ont lieu dans les deux yeux. Il en est de même dans les affections du cœur ; mais s'il y a des plaques blanches, un œdème rétinien, les épanchements présentent une étendue plus considérable et ne présentent pas une disposition régulière.

Maintenant nous dirons que l'altération occupant les deux yeux est presque toujours liée à une altération du sang que l'on devra rechercher. Nous renvoyons à l'étude générale des causes pour le diagnostic dans beaucoup de cas. Nous devons interroger les malades avec soin pour nous assurer qu'il n'y a rien d'anormal du côté du cerveau, vu les troubles fréquents déterminés dans la circulation de la rétine par les maladies de cet organe.

Pronostic. Le siége de l'épanchement mérite toute l'attention : si l'épanchement a débuté dans la macula, le pronostic est grave, car elle peut avoir été déchirée, et la vision centrale abolie pour jamais. Si au contraire le point de départ a été éloigné, si la guérison n'est pas complète, la vue se rétablira cependant de manière à permettre au malade de se servir de son œil. La cause devra être prise en considération. Un épanchement lié à une cause permanente est plus grave que lié à une cause passagère, la résorption en est difficile et se trouve souvent interrompue par de nouvelles hémorrhagies.

———

APOPLEXIE CHOROÏDIENNE.

Elle est due à un traumatisme, à une diminution de la pression intra-oculaire, ou bien elle est spontanée.

Quelle qu'en soit la cause, l'épanchement peut prendre plusieurs formes : tantôt il se fait en nappe entre la choroïde et la rétine ; tantôt il soulève cette dernière membrane en la décollant, ou même il la perfore pour pénétrer dans le corps vitré. De là, trois variétés importantes à distinguer, à cause des différences qu'elles présentent dans leurs symptômes, leur marche ou leur terminaison. Mais il en est une quatrième qui n'est pas moins importante c'est le décollement de la choroïde d'avec la sclérotique.

Nous allons passer successivement en revue ces quatre formes.

1° L'apoplexie choroïdienne proprement dite ; 2° le décollement de la rétine ; 3° l'hémorrhagie dans le corps vitré ; 4° le décollement choroïdien.

1° *Apoplexie simple.*

Signes ophthalmiques. — Si on examine le fond de l'œil, on s'aperçoit qu'on ne l'éclaire pas aussi vivement qu'à l'état normal ; dès

qu'on emploie le procédé de l'image renversée, on constate la présence d'une ou plusieurs plaques rouges, opaques, concaves, qu'on
ne peut pas, avec un grossissement plus fort, décomposer en un ré-
seau vasculaire ; c'est en un mot, dit M. Follin, une nappe de sang
aussi distincte que celle que l'on observe dans l'ecchymose sous-
conjonctivale. L'épanchement occupe rarement toute la surface cho-
roïdionne ; le plus souvent il est partiel ; dans l'intervalle des taches
on distingue les vaisseaux choroïdiens ; enfin il peut avoir la forme
pointillée.

Le siége est important à noter : l'apoplexie choroïdienne siége
rarement près de la papille ; d'ordinaire on la rencontre à la région
équatoriale, sur le trajet des gros troncs veineux qui s'y rendent,
troncs dont le calibre est assez souvent augmenté au début de la
maladie : enfin elle peut occuper la partie périphérique de la choroïde auprès de l'*ora serrata*. Dans ce cas, il faut apporter beaucoup de soin dans l'examen : on engagera le malade à dévier fortement son œil dans différentes directions, et on éclairera obliquement
avec l'ophthalmoscope.

Un point capital pour le diagnostic, et sur lequel nous n'insisterons pas, c'est le rapport avec les vaisseaux rétiniens : nous en
avons déjà parlé à propos de l'apoplexie rétinienne ; la plaque choroïdienne est sur un plan postérieur aux vaisseaux de la rétine.

Désordres fonctionnels. — Ils sont en rapport avec l'étendue de
l'épanchement. La vue peut être complétement abolie ou bien ne
présenter que des taches sombres dans le champ visuel. La région
où elles se produisent sera notée avec soin, car elle importe beaucoup au point de vue du pronostic. Un épanchement qui siége près
de la papille, surtout derrière la *macula*, empêche la vision centrale, tandis qu'à la région équatoriale, et surtout près de l'*ora serrata*, elle passera presque inaperçue du malade.

Marche, durée, terminaison. — Les épanchements tendent à s'ef-
facer progressivement. Quand la plaque est large, on s'aperçoit de
la résorption, parce qu'elle se fragmente en plaques plus petites. Au

lieu de la teinte rouge vif, elle a pris une teinte plus pâle, surtout sur les bords, le centre restant encore foncé. Le temps nécessaire pour la disparition complète peut être fort long, les plaques conservant une coloration rouge pendant des mois entiers, tandis que d'autres fois elles disparaissent en peu de temps. Cette coloration rouge est due à l'hématoïdine qui s'est déposée dans les mailles du tissu choroïdien.

A la place des plaques rouges, à une période plus avancée, on observe souvent des plaques blanches qui indiquent la disparition d'une partie du pigment et une atrophie d'autant plus avancée que la teinte blanche sera plus accusée. Ces plaques peuvent être entourées d'un cercle bleuâtre produit par l'accumulation du pigment, trace désormais ineffaçable de l'apoplexie.

Le malade n'en est pas toujours quitte à aussi bon compte : l'inflammation détermine des exsudations qui se distinguent des plaques blanches que nous venons de décrire par leur forme allongée, leur teinte bleuâtre : elles compromettent la vision en établissant des adhérences entre la choroïde et la rétine, puis l'atrophie de cette dernière. Enfin la macération du pigment peut être générale avec exsudations nombreuses et atrophie rétinienne.

Une complication non moins grave, c'est la récidive qui se présente assez fréquemment dans les épanchements spontanés : la vue finit d'ordinaire par se perdre.

Diagnostic. — Si l'épanchement ne dépend ni d'un traumatisme ni d'un état local, d'une scléro-choroïdite, par exemple, il faudra se reporter aux causes générales de l'apoplexie choroïdienne.

Pronostic. — Il sera toujours réservé ; on se basera, pour l'établir, sur la nature et l'étendue des désordres fonctionnels, de plus sur la cause de l'accident, car si le traumatisme produit souvent des accidents inflammatoires, l'hémorrhagie spontanée récidive assez fréquemment.

2° *Décollement rétinien.*

Cette lésion était connue avant la découverte d'Helmhotz, et désignée sous le nom d'*hydropisie sous-rétinienne*, de *retina tremulaus;* on croyait à cette époque que la rétine était toujours soulevée par de la sérosité. Nous verrons, en parlant des transformations du sang, ce qu'il faut penser de cette opinion. Quoi qu'il en soit, on n'observait à l'œil nu que les cas les plus graves, les cas légers passaient inaperçus, tandis qu'avec l'ophthalmoscope on peut étudier le décollement dans tous ses détails.

A l'œil nu, quand le décollement est étendu, on distingue derrière le cristallin une saillie jaunâtre, plissée, qui présente, toutes les fois que le globe change de place, une sorte de fluctuation ou de flottement remarquable. Elle est parcourue par des lignes noires qui ne sont autres que les vaisseaux rétiniens.

Signes ophthalmoscopiques. Par l'éclairage direct, sans la lentille, on s'aperçoit que la pupille, dans une partie plus ou moins étendue, ne présente plus la teinte rouge vif qu'elle a normalement, et que derrière il y a une saillie jaunâtre, mobile, plissée, parcourue par des lignes rouges. Avec la lentille, on distingue nettement que la saillie a une teinte rouge, avec des plis qui se dirigent d'avant en arrière. D'ordinaire elle est formée par un seul mamelon; dans d'autres cas elle est étranglée dans son milieu par un vaisseau qui n'a pas cédé au soulèvement; elle présente alors deux saillies séparées par un sillon, dans lequel se voit une ligne rouge. D'autres lignes strient la tumeur; elles se dirigent, en diminuant de volume, d'arrière en avant; ce sont les vaisseaux rétiniens rouges quand ils renferment encore du sang, noirs quand ils sont oblitérés.

La fluctuation est le caractère saillant du décollement, quand on fait mouvoir l'œil. Elle n'est pas toujours très-nette : quand le décollement est limité ou le liquide en quantité considérable, les ondulations sont très-faibles, assez difficiles à reconnaître, on les cher-

chera surtout près de l'*ora serrata*. Pendant les ondulations, si l'on suit les vaisseaux qui couvrent la tumeur, on les voit s'allonger et se raccourcir, et se rendre vers la papille du nerf optique.

Le décollement doit être recherché à la partie inférieure de l'œil, c'est là qu'on le trouve ordinairement, mais non constamment : car on en a observé dans la partie externe, même dans la partie supérieure. Dans la plupart des cas, sous l'influence de la pesanteur, le liquide finit par gagner les parties déclives ; s'il est en petite quantité, il peut garder son siége primitif.

Le décollement n'occupe le plus souvent que la partie inférieure de la rétine : s'il est plus considérable, il monte de chaque côté, au-dessus de la papille qui devient difficile à apercevoir ; le niveau est toujours plus élevé en dehors qu'en dedans, où le nerf optique forme un obstacle. M. Desmarres dit avoir rarement observé de décollements complets, dans lequel la rétine formerait un entonnoir dont le sommet serait à la papille et la base à l'*ora serrata*. Mais le fait a été constaté souvent par Graefe, Bader, etc., dans les cas d'extirpation d'yeux. Nous en citons plus loin un exemple.

La rétine n'est pas toujours exempte d'altération, elle présente assez fréquemment des ecchymoses sur la tumeur.

Symptômes physiologiques. — Les malades racontent avoir aperçu tout à coup un nuage plus ou moins obscur qui leur a caché une partie des objets : généralement c'est la partie supérieure qui est cachée, rarement la partie inférieure, plus rarement encore la partie moyenne. La forme du nuage est convexe, de sorte que l'objet n'est pas coupé en ligne droite. On connaît par ce signe quelle est la partie de la rétine qui est insensible. Cependant cette insensibilité ne se produit pas toujours au début ; M. Pagenstecher a vu la rétine décollée conserver ses fonctions ; dans un autre cas elle les recouvre avant son entier recollement. A l'appui du même fait nous dirons que certains malades ont la perception d'un nuage rouge devant les yeux, mais cette coloration ne dure guère plus de vingt-quatre ou de quarante-huit heures.

Chez le plus grand nombre, il n'y a plus possibilité de voir les

objets en face, ils placent l'objet à regarder en dessous et en bas,
ce qui indique que la rétine est décollée partout, sauf en haut et en
dedans, point qui est le dernier attaqué.

Quand le décollement est très-limité, la lecture demeure possible.
Dans ce cas surtout, on voit le champ visuel augmenter ou diminuer
suivant les mouvements de l'œil, la saillie dans ses ondulations pouvant alors démasquer la partie centrale de la rétine. Un caractère
important de la sensibilité rétinienne, qu'il faut toujours rechercher,
c'est l'absence ou la présence des phosphènes. Il en manque toujours
un ou plusieurs dans le décollement.

Marche, durée, terminaison. — Cette lésion, dont le début est si
brusque, met très-longtemps à disparaître, on a suivi des malades
qui ont conservé le même décollement pendant plusieurs mois,
même pendant plusieurs années. Cependant la résorption est possible, la rétine se recolle : il y a deux faits de M. Liebreich qui le démontrent d'une façon péremptoire.

La guérison n'est presque jamais complète : la vue se rétablit, mais
non dans son intégrité primitive. Il n'est pas rare de voir ces amé-
liorations compromises par une récidive, ou faire place à une cécité
définitive. Enfin le sang peut rester sans modification, ce qui arrive
dans les cas de décollement étendu. C'est surtout alors que l'on observe les complications.

Complications. La rétine, sous l'influence du traumatisme ou
simplement du décollement, s'enflamme ; on observe alors une coloration rouge qui s'étend jusqu'à une certaine distance de la partie
saillante. A l'image droite, on reconnaît qu'elle est due à la vascularisation de la membrane ; le malade éprouve de la photophobie.
Les accidents se calment, mais il reste des exsudats qui troublent
les fonctions ; en même temps, il survient une dégénérescence
graisseuse, la membrane s'atrophie et ses vaisseaux s'oblitèrent.
Dans les cas graves, divers troubles surviennent en même temps du
côté du corps vitré et du cristallin, dont la nutrition se trouve entravée.

Le corps vitré disparaît par résorption ou renferme des flocons flottants ; le cristallin perd sa transparence, d'abord en arrière, puis dans sa totalité, et il se forme une cataracte lenticulaire qui pourra induire le chirurgien en erreur et être prise pour une cataracte opérable ; la pupille est mobile, l'iris sain, le malade n'a jamais souffert et conserve quelquefois bien le sentiment de la lumière. Il faudra l'examiner avec soin dans l'obscurité pour savoir dans quelle proportion et quelle direction il apprécie la quantité de lumière : la recherche des phosphènes est aussi d'une haute importance et permet d'éviter l'erreur.

Dans ce cas, l'irido-choroïdite et l'atrophie de l'œil, marchant de pair avec la cataracte, terminent le tableau ; l'iris se décolore, devient verdâtre, avec des synéchies postérieures ; la marche de l'inflammation est lente, ce n'est qu'après un long temps qu'on s'aperçoit que l'œil est moins volumineux et un peu plus mou.

Hydropisie sous-rétinienne. Nous n'avons pas parlé jusqu'ici de cette transformation du sang, car la question doit nous occuper surtout au point de vue de la fréquence de ces deux affections et des symptômes qui leur sont attribués. Le sang peut se comporter sous la rétine comme dans d'autres régions : il se coagule, les caillots gagnent les parties déclives pendant que la sérosité surnage. La résorption peut s'exercer également sur les deux éléments, solide et liquide, ou bien sur les caillots seulement ; alors il ne restera que de la sérosité qui sera plus ou moins décolorée. D'après M. de Graefe, ce serait là l'origine la plus fréquente de l'hydropisie sous-rétinienne : nous nous rattachons à cette opinion. C'est une hydropisie assez bizarre que celle-ci, qui se produit avec cette brusquerie, qui est liée à une affection donnant lieu bien souvent à des hémorrhagies choroïdiennes ; nous voulons parler de la scléro-choroïdite postérieure. Pour appuyer nos idées, nous ne tirerons aucune conséquence de l'examen ophthalmoscopique : on admet que le caractère distinctif de l'hémorrhagie, c'est la coloration rouge ; de l'hydropisie, c'est la coloration grise ou gris bleuâtre. Cependant il y a pour nous des faits incontestables de décollement sanguin dans lesquels la couleur rouge n'est pas signalée, ce sont ceux qui surviennent à la suite de traumatisme, de plaie par exemple. Une partie de la vision a été immédiatement abolie, on constate un décollement, la coloration est rarement notée avec détail : cela tient peut-être à ce que la coloration rouge a disparu, quand les malades se présentent plusieurs jours après l'accident. Les données sont incomplètes sur ce point, vers lequel nous appelons l'attention des observateurs.

Il y a d'autres considérations qui sont tirées de ce que, quand la rétine se déchire, il se fait un épanchement de sang dans le corps vitré; de ce que, les chirurgiens qui ont fait l'incision de la sclérotique ont rencontré fréquemment un liquide brun noirâtre, couleur chocolat; il serait à désirer que ce liquide fût soumis à l'inspection microscopique. Enfin, dans les hôpitaux, où l'excision des yeux se fait souvent, comme à London ophthalmic hospital, à l'hôpital de Graefe à Berlin, le décollement sanguin est signalé comme une altération très-commune, tandis que l'ophthalmoscope porterait à croire qu'elle est rare.

Diagnostic. — Il s'agit de déterminer si le décollement rétinien est produit par un liquide, quelle est la nature de ce liquide? Quelle est son origine?

Le décollement peut être produit par des tumeurs de la choroïde, il a alors pour caractère l'absence de tremblotement, de fluctuation. Mais nous avons dit plus haut que, dans le décollement, si la quantité de liquide était considérable, la fluctuation pouvait être très-difficile à percevoir. Il faudra alors se guider sur les commémoratifs, l'absence de douleurs, etc., mais principalement sur la marche; dans le cas de décollement, la tumeur diminue ou reste stationnaire, et après un temps plus ou moins long, il survient de l'irido-choroïdite et de l'atrophie, tandis que, dans le cas de tumeur, on voit celle-ci augmenter de volume et l'œil devenir de plus en plus tendu.

Après ce que nous avons dit des transformations du sang en hydropisie, on sera très-réservé pour décider quelle a été primitivement la nature du liquide. Il n'y a qu'au début qu'on pourra trouver la coloration caractéristique.

Enfin l'origine du sang est presque toujours dans la choroïde ; nous avons bien vu que l'apoplexie rétinienne peut déchirer la couche profonde de cette membrane et la séparer de la choroïde, mais ce fait est exceptionnel, attendu que la tumeur siége toujours à la région équatoriale, surtout près de l'ora serrata, et l'on sait combien peu la rétine est vasculaire à ce niveau. Dans quelques cas , l'ophthalmoscope pourra fixer sur l'origine du sang, sinon on restera dans l'incertitude, ce qui a peu d'importance, le traitement étant le même.

Le *pronostic* est moins grave qu'on ne le croyait il y a quelques années ; la maladie peut guérir. Cependant c'est un fait rare, et dans les décollements étendus le malade est menacé de cécité par suite de l'atrophie. Il faudra noter la rapidité avec laquelle l'épanchement a eu lieu.

Dans les épanchements brusques, la partie profonde de la rétine est déchirée et reprend difficilement ses fonctions.

3° *Apoplexie du corps vitré.*

Le corps vitré étant dépourvu de vaisseaux, les épanchements sanguins qui s'y font sont sous la dépendance d'apoplexie de la choroïde , quelquefois de la rétine. Nous dirons en outre que, quand il a gardé sa consistance, l'infiltration sanguine y est difficile, comme M. Follin l'a nettement établi par ses expériences. Sur des lapins, il a déchiré au moyen d'une aiguille à cataracte la partie postérieure de la choroïde et de la rétine, ce qui déterminait une suffusion sanguine considérable visible à l'ophthalmoscope ; quelques jours après , l'épanchement était en voie de résorption, et l'on ne voyait presque rien dans le corps vitré. Mais les conditions ne sont plus les mêmes dans les cas de ramollissement du corps vitré ; l'infiltration est extrêmement rapide.

Les *symptômes subjectifs* sont très-simples ; qu'il y ait eu ou non des prodromes, le malade raconte qu'il a perdu la vue brusquement,

à ce moment il a vu quelques flammes ou tous les objets colorés
en rouge. D'autres fois il n'a rien ressenti, seulement sa vue s'est
affaiblie ou même totalement perdue. Il peut reconnaître dans
quelques cas les objets volumineux , mais jamais il ne peut lire,
même les plus gros caractères.

Signes ophthalmoscopiques. A l'extérieur rien ne révèle cette complication de l'hémophthalmie profonde : il n'y a ni rougeur, ni inflammation de l'œil. Mais, en examinant à l'ophthalmoscope, on trouve à
la partie déclive de l'œil un amas de sang qui semble toucher le cristallin. Si on éclaire la partie inférieure de la pupille , le caillot présente une belle teinte rouge ; on peut encore , quand il est volumineux, l'observer en se plaçant à une fenêtre bien éclairée.

La vitrine est en outre fortement colorée, ce qui empêche de distinguer le fond de l'œil et l'état des membranes.

Si le sang est très-abondant, comme après un traumatisme grave,
on ne constate plus la présence des caillots, mais l'obscurité du corps
vitré, qui est telle que, quelle que soit la quantité de lumière pro-
jetée dans la pupille, le fond de l'œil reste sombre. Ce phénomène,
qui a été signalé par M. Desmarres, ne serait pas lié constamment à
l'épanchement sanguin, il serait dû à l'absorption de la lumière par
le corps vitré : il se rencontre aussi dans quelques autres affections.
Un état infiniment plus fréquent, c'est celui auquel M. Desmarres a
donné le nom d'*état jumenteux*. Le corps vitré est troublé d'une
manière uniforme, et prend un aspect spécial, semblable à l'urine des
herbivores. Si on éclaire directement la pupille, on voit que le fond
de l'œil n'a plus la couleur rosée de l'état normal, mais une teinte
rouge dans laquelle, de même que dans un liquide trouble, on voit
tourbillonner, s'agiter dans tous les sens, des milliers de petits points
plus opaques que le liquide dans lequel ils nagent. Avec un verre
convexe, on recherche la papille et la rétine; souvent on ne peut les
apercevoir, d'autres fois on les entrevoit, mais voilées par un épais
brouillard.

Marche, durée, terminaison. —Lorsque le sang est en petite quan-

tité, et qu'il y a un caillot derrière le cristallin, les accidents dimi-
nuent au bout de peu de temps. La vision se rétablit progressivement, il semble aux malades qu'ils ont sur les yeux un voile qui
devient de plus en plus léger. De deux à six semaines après l'accident, on aperçoit déjà assez nettement la papille et la rétine. On
peut alors reconnaître l'origine du sang. Quand il vient de la choroïde, il y a, sous la rétine, une large ecchymose, avec déchirure
de cette membrane : quand il vient d'un vaisseau rétinien, on
observe, sur son trajet, une tache rouge-brun foncé au centre de
laquelle il y a un point presque noir et qui indique l'endroit précis
par lequel l'hémorrhagie a eu lieu. L'hémorrhagie choroïdienne est
la plus fréquente ; elle entraîne, on en a aujourd'hui de nombreux
exemples, la déchirure rétinienne ; c'est celle aussi qui fournit les
épanchements les plus graves.

Les faits de résorption sont bien établis aujourd'hui. Esmarck, de
Kiel, a même suivi, dans tous ses détails, la marche rétrograde de
l'épanchement (1).

Chez la plupart des malades, quand le corps vitré a recouvré une
partie de sa transparence, on voit persister des flocons. C'est le résultat de l'absorption incomplète et de la dissociation des caillots
sanguins. Ils ont la forme de points noirs, de filaments, de membranes, qui se déplacent dans les différents mouvements de l'œil,
surtout quand ils sont brusques. En éclairant la papille avec le miroir
sans lentille, on aperçoit sur le fond rouge de l'œil, des corps noirs
de différentes grandeurs, dont la forme nous est connue. Un caractère important, c'est leur mobilité due au ramollissement de la
vitrine.

Pendant le repos ils gagnent les parties déclives, ce qui nous
explique les phénomènes éprouvés par les malades ; ils se plaignent
de mouches volantes plus ou moins larges, en même temps d'un
affaiblissement de la vue qui est en rapport avec le nombre et le

---

(1) *Archiv für ophthalmologie,* t. IV, p. 350.

volume des flocons. Quelques personnes remarquent qu'elles peuvent reproduire à volonté les mouches volantes, en lançant l'œil dans différentes directions. La vue est souvent bien meilleure le matin que le soir ; sous l'influence de la position, les flocons s'étant déposés dans les parties inférieures. On peut profiter de ce moment, comme l'a fait M. Desmarres, pour s'assurer de l'état des membranes : on examine le malade à son lever.

L'existence de flocons dans le corps vitré n'est pas une circonstance bien inquiétante dans le cas d'apoplexie, car le corps vitré reprend son état normal et sa transparence en assez peu de temps, un mois, six semaines, à moins que la quantité de sang ne soit considérable.

Ces flocons ont-ils toujours pour origine l'hémophthalmie du corps vitré?

M. de Graefe, qui les a signalés 300 fois sur 1,000 cas d'amblyopie, paraît disposé à l'admettre. Il se fonde sur leur apparition subite et sur la préexistence presque constante de congestions internes. Nous croyons cette opinion trop absolue, et nous pensons que, dans certains cas, ils sont sous la dépendance d'une inflammation de la choroïde, dont l'influence sur la nutrition du corps vitré est si bien démontrée. Certaines iritis, d'après Arlt, produiraient le même résultat. Enfin, pour Donders, ce seraient les parois des cellules hyaloïdes, devenues opaques, qui donneraient lieu à la production des corps flottants. En résumé, les flocons dépendent surtout des épanchements sanguins, quelquefois de l'inflammation ; il faut, par conséquent, toujours examiner si on ne trouvera pas cette complication, même dans les cas où le diagnostic n'est pas douteux.

Nous avons oublié de signaler les stries opaques du cristallin, comme pouvant être confondues avec les corps flottants : pour les reconnaître nettement, on remarquera que les flocons du corps vitré se meuvent dans l'œil, quand celui-ci s'arrête après un mouvement brusque, tandis que les stries du cristallin ne se déplacent qu'avec l'œil lui-même. L'éclairage oblique pourra être d'un utile secours, en établissant à quelle profondeur se trouve l'opacité.

Caillot. — Il est une autre terminaison qui est intéressante au point de vue du diagnostic : la vitrine devient transparente, mais il reste un caillot qui se décolore et peut prendre l'éclat semi-métallique, comme dans une observation citée par Mackensie, t. II, p. 255.

Etat stationnaire. — Quand l'épanchement est abondant, la résorption ne se fait pas, le malade distingue à peine le jour de la nuit, le sang éprouve les transformations que l'on rencontre dans les collections hématiques.

Complications, inflammation. — Elle peut être sourde, ne se traduire que par une légère choroïdite qui entraîne des troubles de vision après la résorption, mais surtout a le grand inconvénient d'entraver celle-ci par le mélange d'exsudations plastiques avec le sang. L'irido-choroïdite se présente également et entraîne l'atrophie de l'œil. Mais l'inflammation peut être intense dès le début, ce qui n'arrive qu'après les traumatismes ou les épanchements très-abondants. Le malade éprouve des douleurs violentes, son œil rougit, devient tendu, la chambre antérieure diminue de volume ; si on n'arrive pas par un traitement convenable à enrayer les accidents, les douleurs deviennent insupportables, le sang se mélange de pus, la cornée distendue se ramollit, et laisse évacuer le contenu de l'œil, ce qui amène immédiatement un soulagement notable. L'œil suppure encore quelque temps pour se réduire à un petit moignon.

Pronostic. — Dixon, qui le premier étudia avec soin l'apoplexie du corps vitré, pensait la maladie incurable ; il n'en est rien, l'ophthalmoscope le démontre.

Pour déterminer les chances de guérison, deux éléments sont à connaître : la quantité de sang et la cause. La cause surtout a une grande influence, car elle peut prédisposer aux récidives.

4° *Décollement choroïdien.*

Cette lésion a été peu étudiée en dehors des cas de diminution de pression intra-oculaire. Nous avons vu que dans cette circonstance le sang se faisait jour au dehors; cependant, si la rupture vasculaire est moins considérable, on peut en être quitte pour un décollement des membranes. Nous allons décrire ces deux formes de maladie : 1° le décollement simple, 2° le décollement avec déchirure de la choroïde et de la rétine.

Décollement simple.

Le décollement de la choroïde, sauf dans les cas où cette membrane est soulevée par une tumeur sous-jacente est rare. Liebreich dit que, sur plusieurs centaines de cas de décollements rétiniens observés par lui à la clinique de Graefe, il n'a rencontré que trois ou quatre fois cette altération. Est-elle due à la sérosité ou à du sang? Nous croyons que c'est à du sang. Le tissu cellulaire qui est entre la choroïde et la sclérotique unit intimement ces membranes, la sérosité aurait de la peine à les séparer. Dans les autopsies qui ont été faites, on a rencontré du sang après une opération ayant diminué la pression intra-oculaire (Arlt, Stellwag von Carion.)

Symptômes et terminaison. La choroïde décollée fait saillie dans le corps vitré, sous la forme d'une tumeur lisse, à contours extrêmement vifs, variant du jaune rougeâtre au rouge foncé. Arrivés près d'elle, les vaisseaux quittent le plan du fond de l'œil et poursuivent leur cours sans variation au-dessus de la tumeur. On peut faire l'examen ophthalmoscopique à l'image droite, à l'image renversée, ou par l'éclairage direct. Les caractères distinctifs sont ; l'absence de tout plissement, de tout flottement, la coloration rouge malgré l'opacité de la tumeur, et surtout la vue à travers la rétine des vaisseaux choroïdiens, vue d'autant plus nette que la quantité de pigment est moins considérable.

La terminaison constante, d'après Graefe, c'est l'atrophie. On peut se demander si le décollement sanguin de la choroïde ne donne pas parfois naissance à l'hydropisie sous-choroïdienne.....

La fixité, le volume du décollement peuvent faire craindre une tumeur maligne. Mais les antécédents et surtout la marche de la maladie éclaireront la question, le décollement amenant l'irido-choroïdite et l'atrophie de l'œil. On voit alors diminuer graduellement la tension oculaire ; c'est le contraire qui arrive dans le cas de tumeur.

Décollement choroïdien avec déchirure des membranes.

Comme nous l'avons vu dans l'étiologie, ce fait se présente à la suite des opérations ayant amené une diminution de la pression intra-oculaire ; c'est encore la même altération que l'on trouve après la rupture de l'œil dans une contusion. Nous croyons qu'on peut y rattacher certains cas amenant la rupture spontanée du globe oculaire, quand l'hémorrhagie est trop abondante.

Symptômes et terminaisons. — L'hémorrhagie se fait, soit immédiatement pendant l'opération, soit quelques heures plus tard. D'après Mackensie, elle aurait lieu la nuit qui suit l'extraction de la cataracte. Peu importe, les accidents se présentent de la même façon : le malade éprouve tout à coup une douleur extrêmement vive dans la tempe et le front, et porte la main à son œil ; la souffrance peut être telle que le malade se roule et peut même être pris de convulsions. Ce symptôme est certainement dû à la déchirure des nerfs ciliaires qui rampent dans le tissu cellulaire sous-sclérotical, car on les trouve englobés par le caillot. Quelques instants après, le sang soulève la paupière, se fait jour à l'extérieur. Le corps vitré est entraîné au dehors, sous la forme d'une masse fongueuse, noirâtre ; on y trouve souvent des lambeaux de la choroïde et de la rétine. Son écoulement est d'ordinaire fort abondant, pendant un temps plus ou moins long, depuis une demi-heure jusqu'à vingt-quatre et quarante-huit heures. Cette abondance de l'hémorrhagie peut être telle, que le malade soit menacé de syncope : on a même songé, dans des cas où les moyens ordinaires. glace sur l'œil, compression, etc., ne réussissaient pas à arrêter le sang, à mettre dans la cavité oculaire des bourdonnets de perchlorure de fer dans l'œil.

Enfin le sang finit par se coaguler et former un caillot volumineux qui soulève la paupière supérieure et la distend souvent de telle façon qu'elle est menacée de tomber en gangrène; elle prend une teinte violacée et se couvre de nombreuses phlyctènes. Il sera prudent d'enlever la partie extra-oculaire du caillot, au moyen de pinces, en prenant garde d'aller trop loin, pour ne pas renouveler l'hémorrhagie.

Quel que soit le volume du caillot. il est éliminé par la suppuration, et l'œil s'atrophie. Mais il est une complication des plus graves, c'est le phlegmon de l'œil qui peut avoir une intensité de nature à compromettre la vie du malade. On la signale dans la plupart des cas; Rivaud-Landreaud l'a vue durer cinquante jours.

La rupture traumatique de l'œil, à la suite d'un coup de poing par exemple, présente identiquement les mêmes symptômes ; la marche est presque aussi constamment funeste. Hulke, nous l'avons dit, a constaté à l'autopsie les mêmes altérations. Nous n'insisterons pas davantage.

Il est à peu près certain pour nous que c'est au décollement choroïdien que sont dues ces hémophthalmies spontanées si abondantes, qu'elles peuvent entraîner la rupture de la cornée. Nous avons cité un cas de ce genre suite de glaucome; voici un autre fait rapporté par Flemming (*Amer. journal of med. science*, avril, 1858).

Reubend Pond, 50 ans. entra à l'hôpital de Pensylvanie, le 22 septembre 1856. Il avait eu, deux ans avant, une affection de l'œil qui s'était terminée, au bout d'un mois, par la perte de la vue. Depuis lors, il n'avait rien éprouvé de particulier, si ce n'est dans les deux jours qui précédèrent l'accident: l'œil était alors le siége de battements très-douloureux. mais il n'avait pas augmenté de volume. Après une journée passée au travail qui l'obligeait à se baisser souvent, il causait avec un des ses camarades, quand il sentit une douleur aiguë dans un œil, qui laissa presque aussitôt échapper un jet de sang. Il entra à l'hôpital, en proie aux plus vives souffrances. Du sang artériel continuait à s'écouler à travers une déchirure transversale de la cornée ; en introduisant un stylet, on ne trouvait pas trace du cristallin ou de son enveloppe; à tout autre égard, l'œil ne différait pas de celui du côté gauche. On arrêta l'hémorrhagie, en introduisant à travers la fente cornéenne, une mèche trempée dans du perchlorure de fer; l'on fit ensuite des applications froides. La suppuration s'établit, puis des bourgeons de bonne nature se développèrent, la cornée se cicatrisa : le globe avait un peu diminué de volume, quand le malade sortit (30 octobre).

Explications de l'auteur : les vaisseaux de l'œil présentaient probablement un état variqueux qui fut exagéré par l'occupation du malade, et qui en outre s'accompagnait peut-être d'une affection organique de leurs parois.

Le sang peut n'être pas épanché en assez grande abondance pour amener la rupture de la cornée, tout en ayant pénétré dans la chambre antérieure et distendant le globe oculaire. La résorption s'il ne survient pas d'accident inflammatoire, reste incomplète, la vue est perdue, mais l'œil conserve son volume normal. Si la résorption est un peu plus facile, il y aura atrophie : enfin on a signalé la formation de staphylômes. En parlant de la toux, nous avons publié l'observation de Dugas, dans laquelle on voit un staphylôme consécutif à une apoplexie intra-oculaire. Il n'y a malheureusement pas de détails anatomo-pathologiques. Il n'en est pas de même dans l'observation d'Alshof de New-York, dont voici les détails importants.

Un malade, atteint d'un énorme staphylôme de la sclérotique, raconte que, quatre ans avant, son œil est devenu rouge tout à coup, avec des douleurs aiguës dans la moitié droite de la tête, photophobie, larmoiement. etc. Après un traitement antiphlogistique énergique de dix ou douze jours, il put se servir de son œil. Des accès semblables suivirent à des intervalles plus ou moins longs, et la vue fut abolie complétement : au bout de dix-huit mois, le staphylôme a paru et s'est accru graduellement. Comme il détermine des douleurs, on pratique l'extirpation.

Autopsie. — L'œil, qui a été conservé dans l'acide chromique est fendu longitudinalement. Chambre antérieure pleine de sang coagulé, de consistance considérable, de couleur brunâtre. Iris peu altéré, avec des synéchées. La zonula est complétement détruite, sauf un tout petit segment sur le côté opposé à l'ectasie, infiltré de sang, etc.

Corps vitré remplacé complétement par du sang : ce dernier traversé en différentes directions par des membranes très-fines, qui le divisent en plusieurs petits compartiments. Les hémorrhagies doivent dater de différentes époques car les métamorphoses habituelles du sang épanché se trouvent à différents degrés.

La rétine est détruite au niveau de l'ectasie : ailleurs, elle est séparée de la choroïde par du sang : ses couches externes sont altérées seules.

Le nerf optique est profondément excavé au niveau de la papille. La choroïde est détruite dans la moitié externe du bulbe. Dans le coagulum qui couvre la sclérotique, on peut trouver quelques-unes de ses fibres élastiques et de la lamina-fusca : sur le côté nou-ectasique, elle est décollée jusqu'au muscle ciliaire, par du sang, son stroma d'ailleurs normal est infiltré de vésicules jaunes (globules colloïdiens) : les contours de l'épithelium pigmentaire ont disparu.

Le sclérotique est très-mince, dissociée au côté ectasique et ses lacunes pleines de sang.

Nous avons omis à dessein de toucher à deux questions importantes : l'ophthalmie sympathique et la dégénérescence du sang.

L'ophthalmie sympathique se présente indifféremment, quelle que soit la forme d'hémophthalmie choroïdienne. Les chirurgiens savent depuis longtemps que l'inflammation consécutive à la blessure d'un œil peut avoir un retentissement funeste sur l'œil sain ; cet accident est beaucoup plus à redouter après les formes inflammatoires chroniques qu'après la fonte purulente du globe. Mais, s'il est fréquent après les traumatismes, il se présente aussi après les épanchements spontanés assez abondants pour entraîner une irido-choroïdite chronique amenant l'atrophie de l'œil et la perte définitive de la vue. Toutes les fois que six semaines ou deux mois après un épanchement sanguin, le malade se plaindra de fatigue de l'œil sain, de sensibilité à la lumière, il faudra se tenir en garde. En Angleterre et en Allemagne, on n'hésite pas à pratiquer à cette époque l'extirpation de l'œil malade : nous croyons cette opération indiquée parce qu'elle seule fait cesser tous les accidents. Il est nécessaire toutefois, avant d'énucléer, d'examiner le malade avec soin et de rechercher si dans son état local ou général ne serait pas l'origine de ces troubles visuels.

L'ophthalmie sympathique est rebelle à tous les traitements et poursuit lentement sa marche vers la cécité complète.

Dégénérescence du sang. — On a observé, souvent, après les épanchements, un miroitement du fond de l'œil, que Beer a appelé *œil de chat amaurotique*. Cet état est dû, dans la grande majorité des cas, non à l'existence d'une tumeur maligne, mais à des dépôts plastiques dans la chloroïde, le corps vitré ou la rétine. Mais si on n'observe pas la marche envahissante du cancer, l'œil finit par l'atrophie : si, comme l'ont fait plusieurs fois Wardrop, Lawrence, Travers, on enlève l'œil, la guérison est durable.

Mais les caillots ne peuvent-ils pas s'organiser et devenir le point de départ de tumeurs malignes. Cette opinion a été défendue par M. Velpeau, qui a vu plusieurs malades, affectés de cancer de l'œil, qui faisaient remonter l'origine de leur maladie à un coup sur le globe oculaire. Dans ce cas, l'épanchement avait eu lieu dans le corps vitré, et la perte de la vue avait été immédiate et persistante. Nous ne mettrons pas en doute le diagnostic posé par notre excellent maître, M. Velpeau, dont tout le monde a pu apprécier la haute capacité chirurgicale. Mais le cancer ne se fût-il pas développé sans l'hémophthalmie, en d'autres termes, l'hémophthalmie a-t-elle été l'influence génératrice du cancer? La question est difficile à résoudre. Elle a été niée énergiquement par les micrographes, qui ont soutenu que jamais on n'avait vu la fibrine d'un caillot. Cette opinion aujourd'hui est considérée comme trop absolue, particulièrement par M. Ordonez, qui admet le caillot comme pouvant s'organiser et devenir le point de départ de tumeurs bénignes. Encore quelques pas dans cette voie, et les micrographes seront d'accord avec les cliniciens.

TRAITEMENT.

1° TRAITEMENT MÉDICAL.

Deux circonstances doivent guider la thérapeutique : 1° la cause de l'épanchement, 2° son intensité. Nous n'attachons qu'une importance secondaire au siége de la maladie, quand nous voyons, sous l'influence d'une même cause, la rupture vasculaire se faire tantôt dans la chambre, tantôt dans les parties profondes. Il n'en est pas moins vrai que le traitement devra être plus énergique dans ce dernier cas que dans le premier, les chances de complication étant plus grandes dans les hémorrhagies du fond de l'œil que dans l'hyphema, et la résorption s'y faisant moins rapidement ; l'hyphema ne présente qu'une indication thérapeutique spéciale, c'est le danger des exsudations produisant des synéchies et des cataractes pseudo-membraneuses dont on prévient la formation par l'emploi de l'atropine. L'atropine a encore un avantage, celui de diminuer la pression intra-oculaire.

Dans les épanchements traumatiques et dans les épanchements spontanés abondants, le traitement sera le même ; il importe d'obtenir une résolution rapide, mais surtout de prévenir l'inflammation, qui se manifeste tantôt par des phénomènes très-aigus (iritis, iridochoroïdite purulentes, phlegmon de l'œil) qui entraînent rapidement la perte de l'œil, tantôt par des phénomènes subaigus qui, pour moins fixer l'attention, n'en sont pas moins graves (iritis, rétinite, choroïdite).

On pourra débuter par une saignée générale, mais on emploiera surtout le traitement local : sangsues, ventouses sur la tempe. Plusieurs oculistes recommandent spécialement l'emploi de la sangsue artificielle de Heurteloup (1); d'après eux, la déplétion serait plus rapide. M. Schneller (2) prétend même que, grâce à ce moyen, on peut dégager directement les vaisseaux du fond de l'œil, surtout ceux de la choroïde. On mettra en même temps des compresses d'eau froide, ou de la glace pilée, sur le globe oculaire, des frictions avec l'onguent napolitain autour de l'orbite. Le calomel à doses altérantes et la diète sont de puissants auxiliaires pour aider à la résorption du sang épanché. Pendant les premiers jours, le malade sera tenu au repos, la tête élevée. Plus tard, si des accidents inflammatoires ne se sont pas développés, on exercera une utile révulsion sur l'intestin par les purgatifs salins.

---

(1) Wecker, *Bulletin de thérapeutique,* p. 107 ; 1862.
(2) *Ancesii für augenheilkunde,* t. III, aphor. ii, p. 177.

Il est bien entendu que l'énergie du traitement sera proportionnée à l'intensité de la maladie : un petit hyphema ne sera pas traité comme un épanchement remplissant toute la chambre et occasionnant des douleurs considérables : la cause qui a produit ce dernier a occasionné des troubles plus considérables et qui prédisposent davantage à l'inflammation.

Quand l'état congestif a disparu, on emploie les altérants pour activer la résorption, le calomel à l'intérieur. Les frictions sur la tempe avec des pommades iodées, les collyres à l'iodure de potassium ou au sublimé, rendraient probablement des services.

Chez les malades pléthoriques, on fera également usage des antiphlogistiques ; si l'épanchement est survenu chez un anémique, un chloro-anémique, un convalescent, le traitement consistera seulement en ventouses sèches, bains de pieds sinapisés, quelques sangsues : il faudra en même temps donner les toniques et les préparations martiales. M. Desmarres dit s'en être beaucoup mieux trouvé que des moyens affaiblissants. La conduite serait la même dans le scorbut, le purpura, les cachexies.

Chez les albuminuriques et les diabétiques, même traitement que chez les anémiques, plus les moyens destinés à combattre les vices d'excrétion qui leur sont particuliers.

Si l'hémophthalmie est liée à une affection organique du cœur, il faut s'attacher à régulariser autant que possible les fonctions de cet organe.

Dans tous les cas où elle se trouve sous l'influence d'une maladie locale dont elle ne constitue qu'un épiphénomène ou une complication, il faut s'attacher avant tout à guérir cette maladie locale. Nous ne pouvons entrer dans des détails qui nous entraîneraient trop loin, nous renvoyons aux auteurs classiques.

Une indication formelle, si l'épanchement paraît lié aux flux menstruel ou hémorrhoïdal, c'est de faire tous ses efforts pour les rappeler : soit par des sinapismes, des sangsues aux parties génitales ou au fondement, etc.

Enfin, quelle que soit la cause ayant déterminé l'hémophthalmie, comme celle-ci est, nous l'avons vu, souvent accompagnée de congestion encéphalique, on évitera avec soin tout ce qui pourrait contribuer à la produire, on évitera également la congestion de l'œil en défendant la lecture, surtout à la lumière artificielle, le travail sur de petits objets, la tête penchée en avant, etc.

2° TRAITEMENT CHIRURGICAL.

Compression.

Ce moyen, croyons-nons, pourrait rendre de grands services dans les circonstances qui nous occupent. On en fait un grand usage outre-Rhin dans la thérapeutique oculaire ; sauf M. Velpeau, qui en a fait usage quelquefois, nous ne croyons pas qu'en France on l'ait souvent employé. La compression agit en facilitant la résorption de 'épanchement toutes les fois que l'épanchement est un peu considérable ; nous savons que, dans le fond de l'œil surtout, la résorption est très-lente, il y aura indication à se servir de la compression.

Les accidents inflammatoires subaigus ne devront pas l'empêcher ; seulement la compression sera plus légère. Il n'y a de contre-indication formelle que dans un état inflammatoire aigu, qui pourrait augmenter sous l'influence de ce mode de traitement.

Si la compression est utile, ce n'est que quand elle est bien faite, sinon c'est une arme à deux tranchants qui peut faire autant de mal que de bien. Il faut qu'elle soit exercée très-régulièrement sur tous les points : pour cela, avec de la charpie, on comble l'espace qui est situé entre le rebord orbitaire, le nez, et l'os molaire, de manière à produire une surface plane. Les yeux, qui sont saillants, demandent des précautions plus grandes que les autres.

Enfin sur la charpie, on fera un bandage modérément serré, avec une bande de toile ou de flanelle.

Paracentèse.

On a employé cette opération assez souvent dans l'hyphema : comme la résorption du sang se fait assez rapidement d'ordinaire, il est inutile de chercher à l'évacuer. Quand la cornée devient bombée, que la chambre est distendue, il est indiqué de faire la paracentèse; on aura des chances d'éviter le ramollissement et la rupture de la cornée; dans tous les cas, on soulagera le malade des douleurs très-violentes qui le tourmentent. De même quand après un épanchement il reste un caillot fibrineux qui tarde trop longtemps à se résorber ou qui obture la pupille. Sauf ces deux cas, la paracentèse nous semble inutile : elle peut être dangereuse; s'il y a une désorganisation ou inflammation ancienne de l'œil : le sang, à peine évacué, remplit de nouveau la chambre, les membranes peuvent se décoller.

Opération du décollement rétinien.

Quand le sang se fait jour dans le corps vitré en même temps qu'il décolle la rétine, il peut se résorber. Il y en a plusieurs exemples bien constatés: nous en avons cité quelques-uns. Au contraire, dans le décollement rétinien simple, rien n'est plus rare que la guérison. Les chirurgiens, frappés de ces faits, se sont proposés d'imiter la nature et de déchirer la rétine pour donner une plus grande rapidité à la résorption. La première tentative a été faite par M. Sichel; elle a été répétée depuis par Graefe et plusieurs autres ophthalmologistes. M. Follin aurait pratiqué cette opération, l'an dernier, au Midi.

Le sang dans le décollement, doit se coaguler rapidement; il en résulte que les chances les plus favorables sont dans une opération très-rapprochée du début. Le manuel en est très-simple; il a été modifié par Graefe.

Pour déchirer la rétine, on se sert d'une aiguille à cataracte. Au début, on attaquait le décollement par sa face concave, mais il en résultait deux grands inconvénients : le premier, de ne pouvoir guider l'instrument et de s'exposer par là à la lésion des vaisseaux rétiniens; le second, d'augmenter quelquefois le décollement de la rétine, que l'on repousse vers le centre de l'œil. Graefe aujourd'hui pénètre dans l'œil par le côté opposé à la lésion, et traverse le corps vitré, ce qui permet de suivre du regard l'instrument.

Nous signalerons en passant l'évacuation du liquide par incision de la sclérotique, qui n'a donné que d'assez mauvais résultats. Il serait possible d'évacuer le liquide par succion, en pénétrant derrière la rétine au moyen d'une aiguille semblable à celle que M. Laugier a fait construire pour les cataractes liquides.

Nous croyons que M. Wecker a fait construire un instrument spécial pour pratiquer cette même opération. Sur ce point encore, nous manquons d'éléments d'appréciation sur la valeur de cette opération.

Iridectomie.

Elle a été faite quelquefois dans l'hémopthisie des parties profondes. Elle n'est pas dirigée contre l'épanchement sanguin lui-même, mais contre ses complications inflammatoires, surtont l'irido-choroïdite. Toutes les fois que le malade aura des douleurs vives, avec augmentation de la pression intra-oculaire, l'opération sera indiquée; mais, conformément aux préceptes de Graefe, il faudra évacuer lentement l'humeur aqueuse, si on ne veut pas risquer d'augmenter l'épanchement.

Extirpation du globe.

En France, on enlève assez rarement l'œil; en Angleterre, au contraire, chaque fois qu'un œil a été complétement désorganisé, s'il survient de l'affaiblissement de la vue du côté opposé, l'énucléation en est pratiquée. Cette conduite est surtout justifiée après des hémopbthalmies traumatiques ayant amené de l'irido-choroïdite; la vue se perd souvent du côté opposé, après cet accident.

La même conduite doit être tenue quand un œil désorganisé est fréquemment le siége d'épanchements qui entraînent des ophthalmies, des douleurs violentes, qui finissent par altérer la santé du malade.

Prophylaxie.

La prophylaxie consiste à éloigner toutes les causes qui amènent l'hémophthalmie (voyez *Étiologie*), à continuer pendant longtemps le traitement qui a été mis en usage, et qui est en rapport avec la nature de la maladie. Nous n'entrerons pas dans de nouveaux détails à ce sujet, nous dirons seulement que, chez les sujets qui ont eu plusieurs épanchements successifs, il faudra insister pendant des mois, et même des années, sur la médication prophylactique.

Dans le cas d'hémorrhagie par diminution de pression, comme l'accident ne se produit souvent qu'un certain temps après l'opération, si on a quelques raisons de le redouter, un léger bandage compressif constitue un excellent prophylactique.

Paris. — A. PARENT, Imprimeur de la Faculté de Médecine, rue Monsieur-le-Prince, 31

www.ingramcontent.com/pod-product-compliance
Ingram Content Group UK Ltd.
Pitfield, Milton Keynes, MK11 3LW, UK
UKHW022304120726
13694UKWH00003B/1239